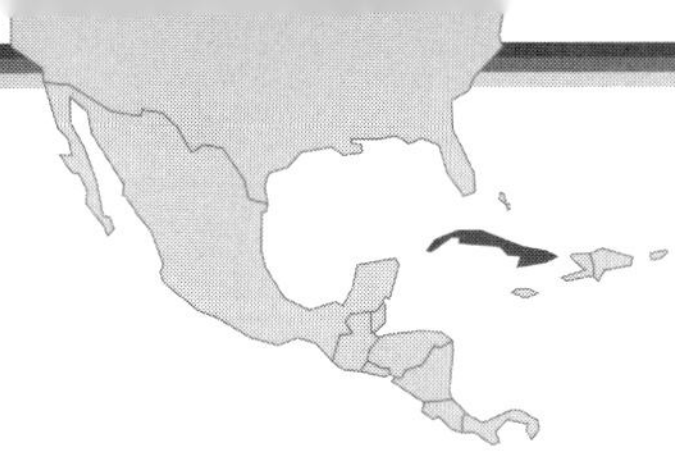

世界がキューバ医療を手本にするわけ

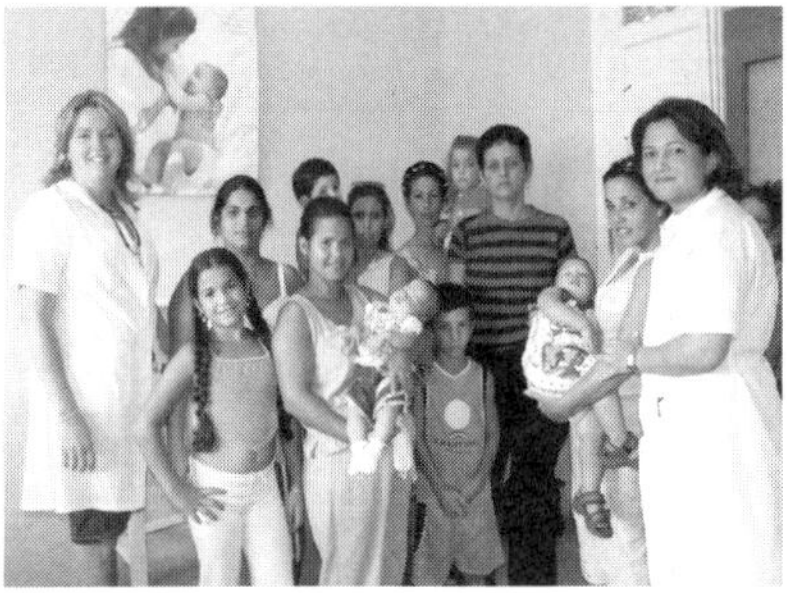

吉田太郎

築地書館

唐突だが、まずは下の図をご覧いただきたい

全世界 174 カ国の福祉医療の現状を
一枚のチャートで指し示すとこうなる。
一人あたりの所得と乳幼児死亡率が、みごとに相関している。

金がなければ、
子どもたちの命は救えないというわけだ

だが、ただ一国、金銭的な豊かさで医療水準が決まる
という悲しい宿命から逸脱している国がある。

人の命は　金銭よりも　価値があり
優しさと　思いやり　さえあれば　命は救える。

キューバの掲げる医療哲学は　まことに過激だ。
だが、どうして、金がなくても人々の健康を守れるのだろうか。
世界が関心を寄せるその秘密を探る旅へ出かけるとしよう。

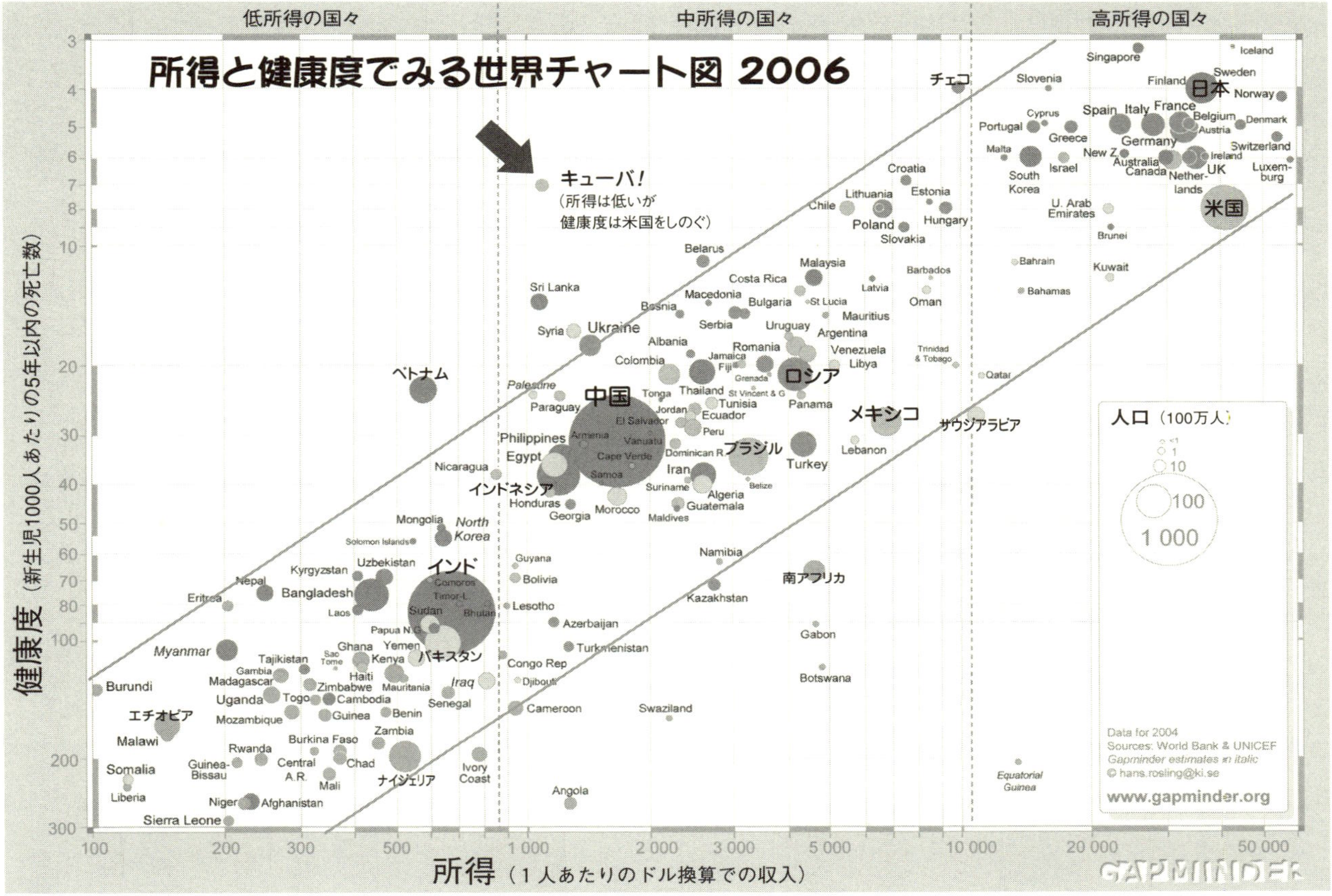

所得と健康度でみる世界チャート図 2006
低所得の国々
中所得の国々
高所得の国々
キューバ!
（所得は低いが
健康度は米国をしのぐ）
健康度（新生児1000人あたりの5年以内の死亡数）
所得（1人あたりのドル換算での収入）
日本
米国
中国
インド
ロシア
ブラジル
メキシコ
インドネシア
パキスタン
ベトナム
チェコ
サウジアラビア
南アフリカ
エチオピア
ナイジェリア
人口（100万人）
Data for 2004
Sources: World Bank & UNICEF
Gapminder estimates in italic
© hans.rosling@ki.se
www.gapminder.org
GAPMINDER

目次

プロローグ〜キューバへの誘い　10
崩壊する日本の福祉医療　10　／　持続可能な福祉医療は可能か　13　／　米国よりも乳児死亡率が低いキューバ　16　／　医療崩壊したイギリスがモデルとして学ぶ国　17　／　世界保健機関の事務局長が太鼓判を押した医療大国　19　／　キューバからやってきた若き女医　21

I　群を抜くキューバの地域予防医療　25
街中で患者とともに暮らすファミリー・ドクター　26　／　地域医療で経済危機の試練に耐える　32　／　革命以前から傑出していたキューバ医学　35　／　農村医療から出発したキューバのプライマリ・ケア　40　／　保健医療活動の主役となる市町村総合診療所の創設　44　／　予防医療のモデルとなったコミュニティ診療所　46　／　プライマリ・ケア医療の柱、ファミ

リー・ドクター制度　50　／　人の健康の九割は環境で決まる　53

Ⅱ　外貨の稼ぎ手～高度医療と医薬品　59

1　キューバのハイテク医療　60

地域資源を活用したユニークな医薬品の開発　60　／　オンリー・ワンのオリジナル・ワクチン　62　／　マラドーナもでかけたヘルス・ツアー　64　／　一二人の狂った若者たち　68

2　デング熱とキューバのバイテク戦略　71

米国のバイオテロで三四万人が病気に？　71　／　インターフェロン生産で世界をリード　74　／　中央計画経済下でスタートしたバイテク開発　76　／　バイテク立国を目指した苦闘～カストロの賭け　78　／　お金儲けとは縁がないバイテク開発　81

3　世界の人々のためのワクチン　84

世界初の人工合成抗原ワクチン　84　／　カナダと協働開発された新技術　86　／　第三世界の子どもたちの命を守るための戦い　89

4　恋愛大国キューバの対エイズ戦略　95
輸入血液製剤をすべて破棄　95　／　患者全員をサナトリウムに強制収容　98　／　自力でエイズ治療薬を開発　101　／　観光外貨という麻薬と住民総参加による予防作戦　104

III　代替医療と電子情報ネットワーク　111

1　鍼灸、ハーブ、自然食、気功、ヨガ　112
経済崩壊の中で誕生した代替医療　112　／　近代医療と代替医療の統合　117　／　代替療法の博覧会　120　／　着目される日本の自然食　122　／　代替医療の哲学　124

2　キューバの医療情報革命　128
ペーパーレス社会が生んだパソコンネット　128　／　電子ネットで広まるエビデンスに基づく医療　132　／　医療電子図書館とバーチャル大学　134　／　全世界に無料で発信される医療情報　136

IV　国境なき医師団　141

1　被災国で活躍するキューバの医師たち　142
極寒のヒマラヤ山中での援助活動　142　／　中部ジャワ〜激甚被災地に踏みとどまった援助隊　147　／　二一世紀のサンダー・バード、「ヘンリー・リーブ」国際救助隊　152
コラム1　チェルノブイリの子どもたち　156

2　ラテンアメリカ医科大学　159
ユニークな実践医科大学　159　／　米国の学生も学ぶ医科大学　165　／　カップルが抱きあう陽気なキャンパス　168
コラム2　ニューヨークのハーレムでのカストロの演説　171

3　キューバの医療外交　174
五〇万人に再び光を〜奇跡の眼科手術プロジェクト　174　／　革命直後から世界に向けて展開された医療援助　177　／　ベネズエラとボリビアへの医療援助　179　／　医師輸出で石油を獲得し経済成長　182

V　持続可能な医療と福祉社会の仕組みづくり　189

1　ピーク・オイルと省エネ宣言　190

ピーク・オイル時代のモデルとして世界が着目するキューバ　190　／　国をあげた「もったいない運動」の展開　194　／　ハリウッド映画は人間を馬鹿にする？　197

2　一二〇歳まで生きる島　201

世界最長寿記録保持者はキューバ人？　201　／　お年寄りに優しい社会・ユニークな老人サークル　204　／　キューバ流カルチャー・センター　211

コラム3　キューバの憲法第九条　214

3　格差社会解消への挑戦　216

軍事費を削って、医療・福祉予算を増額　216　／　ソーシャル・キャピタルに大きく左右される人々の健康　219　／　医師とタクシー運転手で四〇倍の給料差　222　／　一五人学級の実現と幼稚園からのコンピュータ教育　224　／　芸術校の創設と全国民への生涯学習　226　／　社会風紀の乱れとお年寄りを守る若きソーシャル・ワーカーたち　227　／　失業中の若者たちの

再チャレンジ・プログラム　229　／　目指すは芸術や文化、科学が進展した知識社会　231　／
下流志向の若者は社会が作る　232

4
いまも生きるチェ・ゲバラ　237
現場の診療所で実践する医学教育改革　237　／　今も生きるゲバラの言葉　243

エピローグ　247
参考文献　264
用語集　267

プロローグ〜キューバへの誘い

崩壊する日本の福祉医療

日本の福祉医療が病んでいる。日本は、これまで低い医療費で世界最高の健康水準を達成してきた。二〇〇〇年の世界保健機関（WHO）のレポートは「平等性」と「効率性」という二つの指標軸で各国をランク付けしているが、「健康達成度総合評価」で世界第一位に輝いたのは日本だ。OECD（経済協力開発機構）が二〇〇五年に行った調査でも、健康寿命と健康達成度の総合評価でともに一位を達成している。

だが、この世界に冠たる日本の福祉医療が、いま制度改革の名のもとにがらがらと音をたてて崩れ始めている。慢性的な医師不足で激務を強いられる医師や看護師。マスコミをにぎわす相次ぐ医療ミス。失われる医師と患者との信頼関係。医療費の値上がり。質的にも量的にも医療は着実に身近なものではなくなりつつある。

医療現場だけではない。それを支える制度の財源も危うい。日本の医療を支え、世界保健機関も高く評価するのは、全国民が加入する国民皆保険制度なのだが、財源圧迫によって、その根幹が揺らいでいる。

国民健康保険制度の先進国として、まず思い浮かぶのはイギリスだ。「ゆりかごから墓場まで」というう有名なフレーズは、第二次世界大戦後に労働党が掲げた社会福祉政策のスローガンで、一九七〇年代にはイギリスは世界がモデルとする有数の福祉国家だった。だが、いま、イギリスでは医療が崩壊している。マーガレット・サッチャー政権が医療費を抑制しすぎた結果、一九九〇年代半ばから医療荒廃が始まったのだ。無料の公立病院は維持されたが、医師・看護師の不足が深刻化し、専門医療を受けるには一六週間も待たなければならない。一九九〇年代後半には、入院待ちの患者が一三〇万人にも達し、癌患者が手術遅れで死亡するという悲劇すら起きた。

「ティーナ（TINA）」という言葉を聞かれたことがあるだろうか。「新自由主義政策以外には道がない（There is No Alternative）」の頭文字で、小泉元首相の「聖域なき構造改革」とどこかニュアンスが似ている。このスローガンを唱えたのは、イギリスのサッチャー元首相だったが、いま日本の医療費の対GDP比はサッチャー時代に匹敵している。聖域なき構造改革の手本として引き合いに出されるニュージーランドでも、公的医療費予算の抑制・削減と公立病院の独立採算制が求められた結果、福祉医療制度が瓦解した。公立病院の医療サービスは悪化し、利益のあがらない地方の公立病院はほとんど閉鎖され、公立病院は大都市しか残らなかった。その代わりとして登場したのが、民間の株式会社の病院だった。

一九九七年に登場したトニー・ブレア政権は、サッチャー時代の医療費削減政策を見直し、二〇〇〇年に医療費を五年間で一・五倍に増額する大胆な計画を発表。医学部の定員を三九七二人から六三二六人へ増やす等、医師や看護師の大幅な増員も進め、壊れた福祉制度の復興に力を注いだ。だが、一度始まったその崩壊はいくら梃子入れしても止まらない。医師たちの士気は低下し、米国やオーストラリアに流出。それを補充すべく優秀な医師をアフリカ等の発展途上国から輸入しまくり世界の顰蹙を買う。加えて、いったん医療費を増額してはみたものの、苦しい財政状況に直面し、再度医療費の引き締めにかかるなど、まさに朝令暮改で混乱の一途を極めている。

イギリスに代表されるヨーロッパ型の福祉・国家モデルが財政破綻でとうてい維持できないとするならば、市場原理を導入し、民間活力で効率化を図ってみたらどうだろう。その先進事例は米国だ。米国には、日本やイギリスと違って国民健康保険は存在しない。その代わりに、民間保険が発達し、六五歳以上の高齢者や身障者は「メディケア」、低所得者は「メディケイド」と呼ばれる公的健康保険制度がカバーしている。だが、米国型の医療モデルは、それほど素晴らしいものなのだろうか。なるほど、高所得者階層は自前のファミリー・ドクターを持ち、ドクターの紹介で世界最高水準の高度医療を受けられる。だが、全国民の二〇パーセントに相当する四四〇〇万人は、高額の民間医療保険料を払えないが、片や保障を受けるほどの低所得でもないことから、福祉医療制度の枠からすっぽりと抜け落ちてしまっている。医療費は全額自己負担だ。日本ではたった六万円ですむ盲腸の手術を受けるだけで、二四四万円もかかる。低所得者は自分で病院や医師を選ぶことすらできない。急病で倒れて救急車で運ばれても、名医にかかれるか、藪医者にかかるかは所得で決まってしまう。「命の沙汰も金次第」なのだ。加えて、莫大な新薬の研究開発費、消費者向けの派手な宣伝や広告のため、医薬品価格はここ二〇年で五・五倍にもなっている。とかく、日本では米国医療の光の部分だけが紹介されがちだが、先の世界保健機関の評価では健康達成度で一五位、総合評価では三七位なのだ。

持続可能な福祉医療は可能か

福祉医療を取り巻く課題はそれだけではない。千葉大学の広井良典教授は、イギリス型の大きな政府か、それとも米国型の小さな政府かという対立軸も所詮は社会保障の富の分配の問題にすぎず、今後は、経済成長を前提にしなくても豊かさが実現される社会が必要だと主張している。環境保全か経済成長かという新たな対立軸を福祉医療にも付け加え、〝持続可能な福祉医療社会論〟を展開している。とかく高齢者の問題としてだけ捉えられがちな社会保障も、ニートやフリーター問題を視野に入れ、若年層の社会保障を教育論と一体的に捉えなければならないと斬新な見解を披露する。そして、効率性を保ちなが

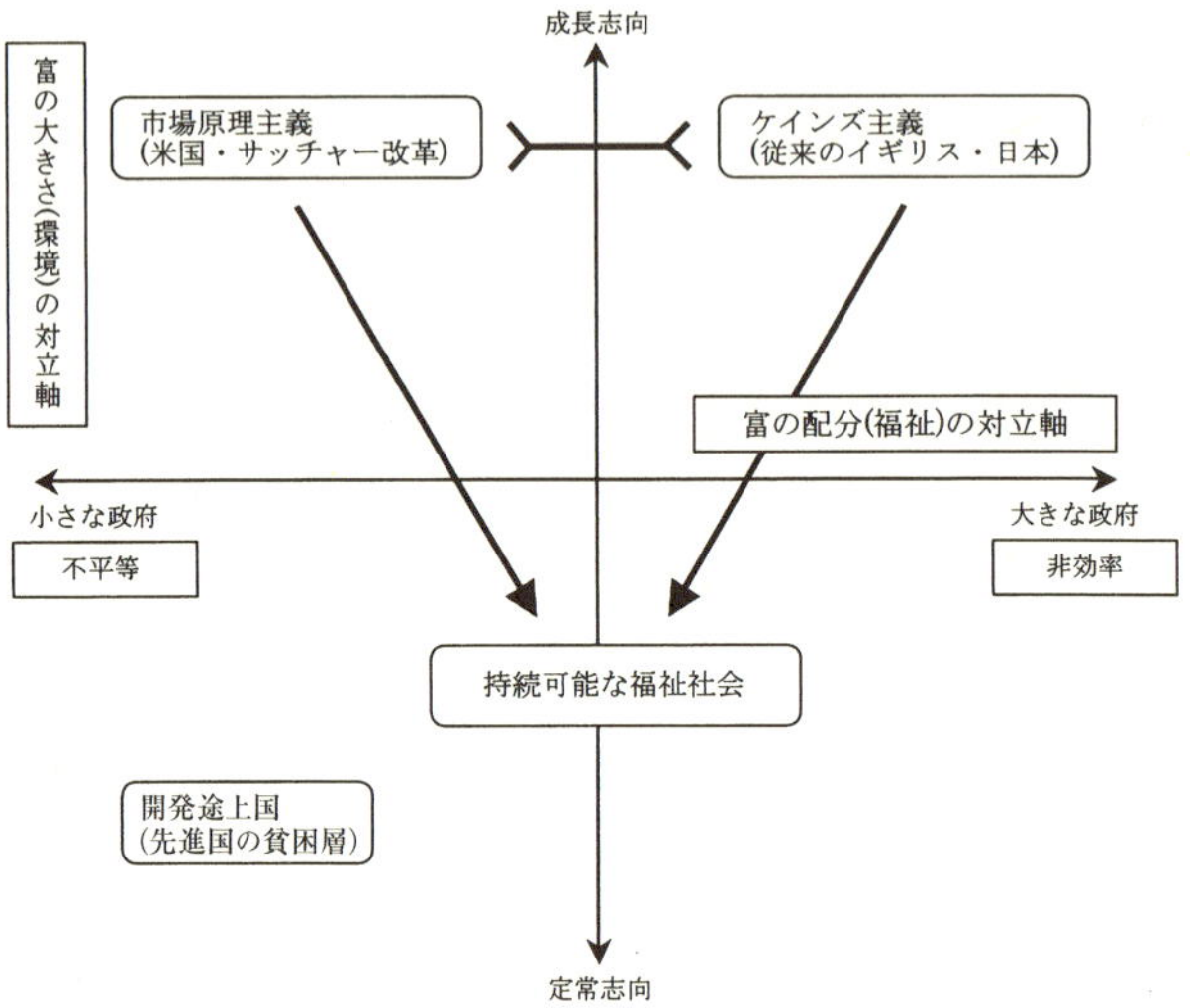

広井良典氏の著作をもとに著者作成

ら、平等をも達成する福祉社会実現のためのツールとして広井教授が着目するのが、東洋医学や代替医療の見直しとコミュニティに根ざした地域医療の創生だ。経済成長がこれ以上見込めないことが誰の目にも明白となり、ロハスやスローライフが関心を呼ぶ中、広井教授の〝定常型社会論〟は実に魅力的だ。

だが、問題はこれをどう実現するかだろう。常識的には福祉医療は経済の問題なのだ。例えば、開発途上国に医療資金を提供している世界最大の組織といえば世界銀行だが、世銀の基本路線も「貧困を減らし、保健衛生を改善するうえで最も基本となるのは経済成長」という発想だ。多くの経済学者たちは、豊かさと健康とが相関する多くの例をあげる。一九世紀にイギリスでは伝染病の死亡率が大きく減ったが、研究によれば、それも医学の進歩というよりも、生活水準が高まったことが大きいという。日本の健康状態が経済成長と見事に相関して向上したことも、豊かさと健康とがリンクしている事例として世界で紹介されている。確かに、乳幼児死亡率は豊かな国ほど低く、平均寿命も長い。例えば、お手数だが巻頭の図を再び見ていただきたい。一人当たりの豊かさ（米ドル換算の所得）を横軸に、五歳までに亡くなる一〇〇〇人当たりの子どもの数を縦軸に取り、人口を円の大きさで示した二〇〇四年の世界銀行およびユニセフのデータをもとにした国別のチャート図に手を加えたものだが、これを見れば健康指標と豊かさとが相関関係にあることが一目瞭然にわかる。

このチャートを作ったのは、スウェーデンのカロリンスカ研究所の国際医療の専門家、ハンス・ロージング教授だ。教授は、モザンビークで働いた経験があり、アフリカの農村医療問題を学生たちに教えていたが、豊かな先進国には統計データがあっても、医療問題に苦しむ貧しい国ではデータすらなかなか得られない。

「各国の置かれた現状数値をわかりやすくひと目で示せる方法はないだろうか」

そう考え、教授がこのアイデアを思いついたのは一九九八年秋だから、まださほど古いものではない。チャートの評判は良く、後に、世界保健機関統計部も関心を示し、いまでは世界保健機関と国連統計部とスウェーデン政府の協力を得てほかにも様々なグラフが作られている。

広井教授が提唱する豊かな持続可能な福祉医療社会を実現しようにも、ロージング教授の図が如実に示すとおり、所得が減れば医療水準も落ちてしまう。逆にいえば、この相関関係から抜け出て、経済水準が低くても高度な医療水準を保つことができれば、解決策が見出せることになる。だが、そんなことがはたして可能なのだろうか。

米国よりも乳児死亡率が低いキューバ

二〇〇五年一月一二日のニューヨークタイムズ紙に「ヘルスケア? キューバに尋ねてみるがいい」という変わった記事が掲載されている。内容をかいつまんで紹介してみよう。

「悲しい事実を伝えよう。もしも、米国の乳幼児死亡率がキューバ並みであったならば、わが国は一年で二二一二人の子どもを救うことができただろう。そう、キューバと同じならばだ。国民はわが国の医療制度が世界一だと思っているが、CIAの最新世界調査レポートによれば、米国で新生児が生き残れる確率は、貧しい独裁国家とされるキューバ以下なのだ。

さらに悪いことに、米国の乳幼児死亡率は近年悪化している。一九五八年以降、わが国の乳幼児死亡率は改善されてきたが、二〇〇二年に悪化した。現在、米国の乳児死亡率は一〇〇〇人当たり七人だが、前年は六・八人だった。米国は、キューバよりも幼児が生き残れないのだ」

この記事に対して寄せられた感想が、インターネットのブログで読める。

「この記事を書いた記者はアホだ。米国の乳児死亡率がキューバよりも高いと刺激的な指摘をするが、国によって乳児死亡率の決め方が違うことを全く無視している。それ以前にキューバという専制国家の発表する数字を鵜呑みにすることの方が問題だ。独裁者が自分の国の医療状態を真面目に国際機関に報告するとでも思っているのだろうか」

そう、米国からテロ支援国家として名指しを受け、二〇〇六年の夏に倒れたとはいえ、いまだにカストロが存命で、半世紀近くも専制君臨している独裁国家キューバなのだ。こんな遅れた開発途上国に見習うべきことなどあるはずがない。日本人ならば誰しもが抱くストレートな感想だろう。

だが、米国では二〇〇二年に乳幼児死亡率が悪化した要因が明らかにされず、二〇〇三年以降の正確なデータもいまだに発表されていない一方で、キューバは二〇〇五年値を公表している。その数値は六・二人で、二〇〇六年は五・三人とさらに向上した。平均寿命も先進国並みだ。おまけに、キューバは幼稚園から大学まで教育費が無料なら、癌治療から心臓移植まで医療費もタダなのだ。

医療崩壊したイギリスがモデルとして学ぶ国

医療崩壊したイギリスが参考にしているある国の医療制度がある。BBCが報道した「世界最高の公共サービス・シリーズ」もそのひとつなのだが、番組はこう主張する。

「ブレア（イギリス首相・当時）が、真剣に医療問題に対処するには、カストロの医療制度を視察するべきではないだろうか。お怒りのメールを送られる方もいるかもしれない。だが、キューバの外科、診療所、そして病院への高評価については、ほとんど論議の余地がない。二〇〇一年、イギリス下院の健康特別委員会はキューバを訪れ、『予防重視とコミュニティ医療に基づく医療制度』を絶賛するリポートを出している。キューバは貧しいかもしれないが、不健康ではない。もし、証拠を手にしたいならば、その健康指標を見てみるがいい。平均寿命と乳児死亡率は米国のそれとほとんど同じだし、医師・患者比にあっては、どの西欧諸国との比較にも耐える。だが、一人当たりの年間総医療費は二五一ドルで、イギリスの一〇分の一以下なのだ。まず、ブレアはキューバに行くべきなのだ」

ここ二年、一〇〇人以上の医師や医療従事者を率いてキューバに視察に赴いているパトリック・ピエトロニ博士も、その医療制度を高く評価し、こう述べる。

「とかく人々はGDPで貧困を判断しがちです。GDPではキューバはかなり貧しい。ですが、人的資源についてはとても豊かな国なのです。キューバのファミリー・ドクターが受け持つ患者数が三〇〇人だと耳にすると、イギリスの医師たちは驚きます。わが国ではその比率は一八〇〇人なのです」

米国にもキューバ医療に関心を寄せている人物がいる。『ボウリング・フォー・コロンバイン』や『華氏９１１』で知られるアカデミー賞映画監督マイケル・ムーアだ。二〇〇七年八月公開のドキュメンタリー映画『シッコ』は、金漬けの米国の医療制度の現状に鋭くメスを入れたドキュメンタリーだが、その米国医療の問題点を浮き彫りにさせるため、ムーア監督が取材地に選んだのが、キューバの無料の医療制度だったのだ。

世界保健機関の事務局長が太鼓判を押した医療大国

とはいえ、次ページの表をごらんいただければわかるように、キューバの医療水準は、日本と比較すれば高くはない。だが、注目すべきは一人当たりの医療費だ。米国の一位と比べ、一一八位と桁外れに低いのに、効率性の総合評価は四〇位と、先に述べた三七位の米国とさして遅れをとっていない。

巻頭のロージング教授のチャートでも、こと一人当たりの所得ではインド並みで中国よりも低いのに、乳児死亡率という医療水準では先進国に匹敵している。

「ロージング教授もわが国に大いに関心を持ち、何度も訪問しています」とキューバ厚生省のホセ・ポルティィージャ国際局長は胸を張る。

先ほど、環境政策の概念を福祉医療分野にまで適用させた広井教授の「持続可能な福祉医療社会」を紹介したが、「なぜ、医療と環境なのか?」と違和感を持たれた方もいるかもしれない。だが、環境と福祉医療は意外にフィットする。スウェーデンは、福祉環境大国としても有名だが、この国が生んだ重要な環境概念「ナチュラル・ステップ」を提起したのは小児癌の専門医だったカール・ヘンリク＝ロベール博士だ。「持続可能な開発」という概念も、ノルウェーのグロ・ハルレム・ブルントトラント首相が一九八七年に提唱したものだが、ブルントラントも医師で父親も医師だった。

ブルントラントは三四歳で環境大臣となり、その功績から、一九八一年に歴代で最も若い四一歳で、

各国の医療水準指標

国名	平等性		効率性		人当たり経費
	医療水準	総合評価	医療水準	総合評価	
日本	1	1	9	10	13
米国	24	15	72	37	1
イギリス	14	9	24	18	26
ニュージーランド	31	26	80	41	20
キューバ	33	40	40	40	118

出典：WHO,The world health report-health systems: improving performance, 2000より作成

かつ、女性として初めて首相となったが、その後も環境保全での活躍ぶりが評価され、一九九八年には女性として初めて世界保健機関の事務局長に選任され、二〇〇三年まで務めている。

だが、世界保健機関の事務局長とはいえ、もとは小児科医だったこともあり、二〇〇一年六月に首都ハバナで国際小児科医療会議が開催された折には、キューバを訪れている。そして、ハバナの総合診療所やファミリー・ドクター、バイテクセンター等を訪れ、予防医療や障害者福祉、ワクチン開発等の現場をつぶさに視察したうえで、こう語るのである。

「キューバの統計数値を見れば、政策の成果を目にできます。体系的な福祉医療に向けた努力があり、それは全国民に達しています。教育や健康を重視した開発を目にすることはとても役立ちました。また、多くの国々出身のラテンアメリカ医科大学の学生たちが、ともにその経験をわか

ちあう様子を目にし、強い印象を抱きました」

さらにブルントラントは、カストロとも数時間にわたって対談したが、こう述べている。

「カストロの個人的な見解を聞けたことは、とても嬉しく面白い経験でした。カストロの関心は幅広く、そのいずれもが深く関連しています。私たちは多くの課題を議論しましたが、現在、人類が直面している健康の問題へのカストロの見解がとても明確で、かつ、その知識が並外れていることにとても感動しました」

キューバからやってきた若き女医

ブルントラント元世界保健機関事務局長が抱いた印象は嘘ではない。そう実感したのは、二〇〇六年末に来日した、一人の若いキューバの女医との出会いだった。「キューバ友好円卓会議」という有志団体が、日本ではほとんど知られないキューバ医療の実情を紹介しようと、アルレニス・バロッソさんを招いて、ささやかなシンポジウムを開催したのだ。キューバは国内の医療費が無料なだけでなく、貧しい開発途上国にも無料の医療援助を行っている。パキスタン北西部で大地震が発生するとバロッソさんたちは、直ちに援助に向かい、七カ月にわたり野外テントで治療活動に専念したという。

「こんなにパキスタンが寒く荒涼としている土地柄だとは想像もしていませんでした。ですが、人々を助けたい一心でリュックに薬を詰めて、羊飼いたちが暮らしている村々をまわったんです。雪が降りしきる中、山を歩いて老人や子どもたちの治療をしてきました。パキスタンを去るときには思わず涙がこぼれ、パキスタンの人たちも泣いていました」

だが、帰国したわずか四日後に、今度はインドネシアのジャワ島を大地震が襲う。再び、バロッソさんは援助に旅立つことになる。

「キューバは日本と同じく高齢化が進んでいますが、高齢化は誇りに思っています。開発途上国でも八〇歳に届こうとしているのです。また、国内で格差が進んでいるとの批判もありますが、私はお金のために医師になったのではありません。お金が人間よりも価値を持つ時代になったら残念ですが、そうはならないと思います。パキスタンでは一〇キロも歩きましたが、お年寄りに喜んでもらえ、子どもたちの笑顔が戻ることを嬉しく思いました。私は病気ではなく、人間を診ているのです。生まれ変わっても私は医師になろうと思います」

バロッソさんは、人を助ける仕事がしたいと医師となったが、弱冠二四歳にすぎない。歳に似合わぬ堂々とした主張や行動ぶりから、自国の宣伝のため、えり抜きの逸材を派遣したに違いない、と勘ぐりたくもなるだろう。だが、飲食を共にしてみると、どこにでもいるようなごく普通の若い女性だった。医療援助についても気負うことなく、日常生活の延長のことのように淡々と話す。それだけに、逆にキューバの人材育成の底力を垣間見たような気がした。ごくありきたりの若者をここまで育て上げるこの国の医療教育制度はどうなっているのだろうか。イギリスの医師たちがキューバ詣をしているように、

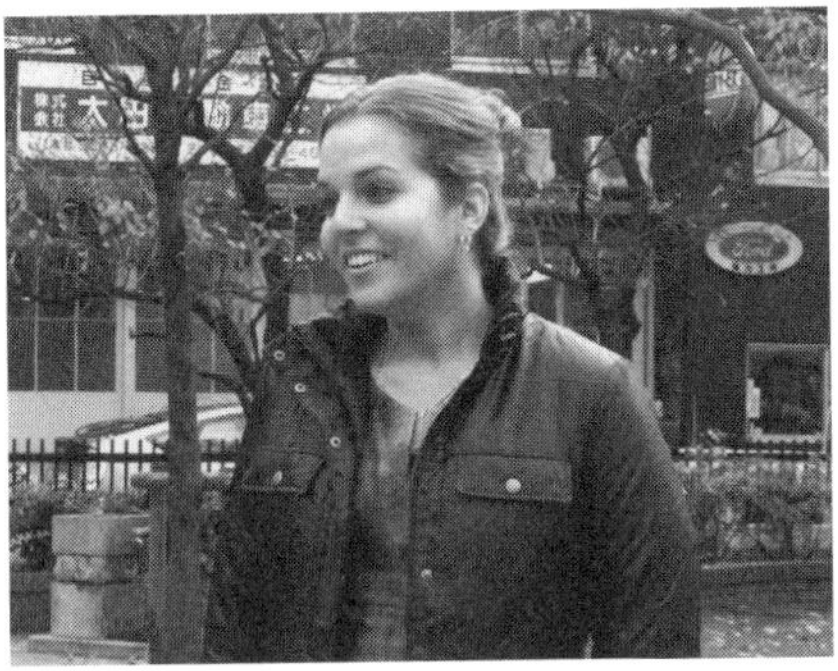

パキスタンやジャワ等で治療活動に携わったアルレニス・バロッソさん。お金が人間よりも価値を持つ時代にはならない。生まれ変わっても医師になりたいと明るく語る。
写真提供　中村易世氏

今後の日本の福祉医療社会のあり方を考える上での何かのヒントが眠っているのではあるまいか。

「この国の医療制度の内情を見てみたい」

そう思うと矢もたてもたまらず、バロッソさんと別れて一月も経たない新年早々、彼女を追いかけるかのように成田発の飛行機便に飛び乗った。もちろん、米国が経済封鎖を続けているから米国からは直接入国できない。カナダ経由で二日もかかる。いまもカストロが君臨している社会主義国家であることに加え、あくまでも貧しい開発途上国だ。日本とのあまりの落差に若干のカルチャー・ショックを受けられるかもしれない。だが、それを上回る意外な発見や人との出会いをお楽しみいただけるのではないかと思っている。では、さっそくこのカリブの島の医療事情見聞の旅へとでかけることとしよう。

I

群を抜くキューバの地域予防医療

キューバは貧しい。だが、乳幼児死亡率は米国以下で、平均寿命は約77歳と先進国に一歩も引けをとらない。「キューバ人は貧乏人として生き、金持ちとして死ぬ」といわれる所以だ。この高い医療水準を都市の下町から過疎山村まで全国土を網羅して支える予防医療の仕組みはどのようなものなのだろうか。

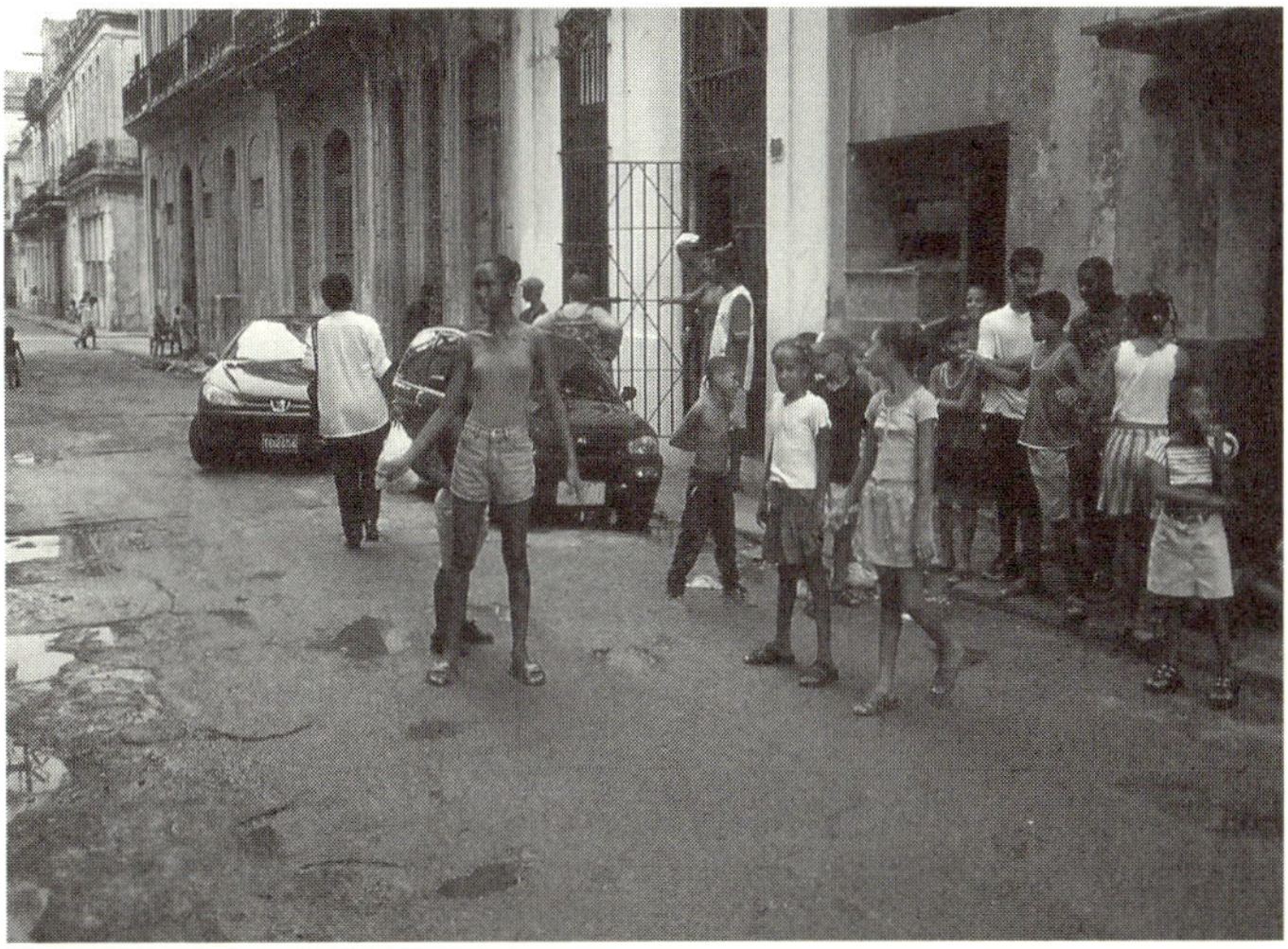

ハバナの下町風景

街中で患者とともに暮らすファミリー・ドクター

プライマリ・ケアという言葉を耳にされたことがあるだろうか。日本では「初期診療」や「一次医療」と訳され、ちょっとした病気や怪我をしたときに受ける治療という意味で使われている。一口に病気といっても、軽い風邪や腹痛から、癌手術、高度な遺伝子治療まで様々なレベルがある。ただの風邪にいちいち大病院が対応する必要はない。

だが、世界保健機関の定義はもっと奥深い。「健康状態の改善に必要なあらゆる要素を地域レベルで統合するための手段」「予防、健康増進、治療、社会復帰、地域開発活動等をすべて包括する総合医療の柱」とされている。

この「プライマリ・ケア」の理念が誕生したのは一九七八年九月のことだ。世界保健機関とユニセフの呼びかけで、旧ソ連カザフ共和国の首都アルマ・アタに、世界一四〇カ国以上の代表が集まる。この国際会議で「西暦二〇〇〇年までにすべての人に健康を」という目標が定められたが、その実現に向けた世界戦略として打ち出されたのがプライマリ・ケアなのだ。そして、このアルマ・アタ宣言の理念をどこよりも徹底させている国。それが、キューバなのだ。例えば、一九八五年から「ファミリー・ドクター」と呼ばれるプライマリ・ケア専門機関の全国整備に着手し、宣言が目標とした二〇〇〇年には、全国民の九八パーセント以上がカバーされている。

ちなみに、一九八八年一一月にはアルマ・アタ宣言一〇周年と世界保健機関設立四〇周年記念とを兼ね合わせた国際会議が開催された。会議は「第二回国際セミナー、コミュニティのニーズに応じたプライマリ・ケアとファミリー・ドクター」と銘打ち、当時の世界保健機関の事務局長、中島宏博士が開会宣言を述べたが、その開催地はキューバだった。第三回の国際プライマリ・ケア会議はその三年後の一九九一年三月に開かれたが、この開催地もキューバだった。

キューバ独自のファミリー・ドクターとは、どのような制度で、医師たちはどのような仕事をしているのだろうか。首都ハバナの旧市街のセロ地区で、一九九四年から地域医療に従事しているフェリクス・サンソ医師の一日を見てみよう。

ファミリー・ドクターたちは「コンスルトリオ」と称される自宅兼地区医院で、看護師と組んで、約一二〇家族をケアしている。人口密度が低い農村では七五家族と受け持ち患者が少なくなる場合があるが、システムは変わらない。奥さんのアイデリスさんも、別の医院の看護師で、一階が医院、二階が夫婦の住居となっている。医師と看護師が地区内に住み込んでいるから、二四時間の往診も対応可能だ。

だが、政府から住居を提供されているとはいえ、医師たちの暮らしぶりはつましい。医師は特権階級ではないのだ。キューバの平均月給は三三四ペソだが、医師のそれは五七五ペソ。医療科学博士という専門資格を取得すれば、最高八〇〇ペソまでアップするが、それでも円換算すれば四〇〇〇円にすぎない。マイカーはもちろん持っておらず、電話すら近所から借りなければかけられない。食事も配給手帳で庶民と同じものを食べている。

サンソ医師は朝九時から診察を行うが、オンボロの診察室には診察台と流しがあるだけだ。

まずやってきたのは、顔にニキビがある一〇代の少女。

「石鹸でちゃんと手を洗って」と流しで手をよく洗うよう言いつける。衛生管理がゆきとどいているキューバでは、伝染病も寄生虫もほぼ根絶され、他の開発途上国のようには蔓延していない。先進国と同じく、癌と心臓病が二大死因だ。だが、エイズの危険性はある。サンソ医師は次に来た青年に、一夫一婦制の意義やコンドームの使い方を教え、「気をつけてね」とさとした。身に覚えがあるのか青年は顔を真っ赤にした。

小肥りの一〇代の少女が「頭痛と腹痛がなかなか治らないの」と症状を訴える。「月経前のストレスでしょうが、静脈洞炎の可能性もありますね。レントゲン写真と骨盤の超音波検査を受けましょう」と「ポリクリニコ」への依頼書を書く。ポリクリニコとは、より専門的な治療を行うための地区診療所だ。サンソ医師の地区医院は、プラザ・デ・ラ・レボルシオン地区診療所に属していて、傘下には、同じような医院が三二ある。専門的な相談や詳しい検査が必要ならば、患者は診療所にでかけるが、診療所のスタッフも、定期的に地区医院を訪ねて現場の相談に応じている。両者のチームワークは密接だ。

その地区診療所で前日に撮ったレントゲン写真を手に、腕が痛むという女性がやってくる。経済封鎖を受けているキューバでは、エックス線フィルムも供給不足で、小さなプレートしか使えないから、診断も難しい。サンソ医師はフィルムをライトで透かしながら「背骨の頚の隙間が狭くなっていますね」と牽引を勧めた。

胸が痛むという若い女性がやってくる。聴診器で心音を聞くが、とりたてて問題はない。経済封鎖のために、キューバでは腎機能やコレステロール量を測定する試薬もまず手に入らない。糖尿病を診断するへモグロビンテストも行えず、臨床診断だけに頼らざるをえないことも多い。だが、医薬品不足への代替案として漢方薬が開発されている。「筋肉痛とストレスによるイライラです。もっと運動をして、胸には抗炎症剤と漢方薬を塗りましょう」と処方箋を書く。

一人に二〇分ほどを費やし、一〇人を診察した後、サンソ医師は、近くの製靴工場で簡単な昼食をすます。午後は往診だ。

「往診は、患者から求められなくても、実は必要とされることを見つけ出す最善の方法なのです」

サンソ医師は、医療バッグを片手に、「タルヘタス」をポケットに入れ、街中へと出ていく。タルヘタスとは往診結果を記入するカルテで、サンソ医師が実践の中から工夫して開発したものだが、評判が良く、その後全国的にも導入された。

まず、訪ねたのは、一〇歳の孫と同居している高齢夫婦の家庭。父親はいない。経済危機の最中には、何百人ものキューバ人たちが苦境に耐えられず、自家製のいかだでキューバから去っていったが、少年の父親もその一人だったのだ。祖母はそのことで孫の心が病むのではと心配していた。そこで、学校のノートを調べてみる。「大きくなったら、外国に行けるような運動選手になって金メダルを取りたい」と書いてある。サンソ医師は微笑むと「家族と愛をわかちあうことが最も大切です。フロリダで暮らしているお父さんに手紙を書くようお孫さんに勧めなさい」とアドバイスをした。次に祖母の血圧を測る。前回の訪問時よりも高く、ボーダーラインで一四〇、九〇以上だった。各家庭への訪問頻度は、家族構成員の健康状態にもよるが、普通でも年二回、最低でも年一回はしなければならないよう取り決められている。

「塩分の摂取量を減らし、老人サークルに加入して、もっと運動をすることですね」と薦める。キューバでは、毎朝健康のために公園で体操や太極拳をしている高齢者たちの姿をあちらこちらで目にすることができるが、そのためのクラブ、老人サークルもある。

喫煙家の夫がひょっこりと顔を出す。と、いきなりサンソ医師は叱りつけた。

「タバコを吸うのなら、奥さんや孫のことを考えて、屋上にあがりなさい。ここにいる皆がタバコの煙を吸い込んでいるんですよ」

次に訪ねたのは、高齢夫婦だけで暮らしている家。奥さんは、寄生原生動物の感染症にかかっている。経済封鎖で老朽化した水道管の交換部品や殺菌薬が手に入らないため、こうした病気が時折起こる。一度沸かした水を飲むようアドバイスをしているのだが、そのための燃料も十分調達できない。おまけに、血圧も高い。そこで、降圧薬を飲み、もっと身体を動かすよう薦めた。ご主人の方は、反コレステロール薬剤ポリコサノルを飲み始めている。別名、ＰＰＧとも呼ばれ、サトウキビを原料にキューバが開発した独自の薬だ。キューバにはこうしたユニークな医薬品が多くある。

最後の往診は、厄介な家庭内事情を抱えた家族だった。どこか精神に異常をきたしたらしく、夫がいきなり「お前たちを置き去りにして出ていく」と口ばしり始めたのだ。だが、サンソ医師のアドバイスに従って、地区診療所の精神科医にかかってから回復しつつある。当人は不在だったが、不安がる妻の愚痴を十分聞き、「また、ご主人とゆっくり話す時間をもうけますから」となだめる。

このように往診は、家庭内の心の健康にまで及ぶ。移動中も顔見知りの子どもに声をかけたり、住民と世間話を交わしたりして、地区全体の雰囲気を気遣っている。医院に戻ると、六時を過ぎているが、仕事はまだ終わらない。同僚とのミーティングがあり、夜九時半に帰宅した後も、子どもの入院準備がある。

待合室には、受け持ち地区の健康状況がひと目でわかるようにポスターが貼ってある。各家族は健康、不健康、急性病・慢性病、身体障害と四タイプに分類されている。世帯の約四割は健康だが、七パーセントは食生活、余暇、人間関係等に問題がある。こうした詳細な診断結果は、分析データとして集積され、地区の医療問題解決に活かされる。そのためのミーティングも、毎日早朝に開かれている。午前八時。サンソ医師は、近くの地区医院に歩いていく。狭い待合室に一五名ほどの医師、看護師、そして彼が受け持つ医大生たちがすでに集まっている。いま「受け持つ学生」と表現したが、サンソ医師は、ファミリー・ドクターとしての本来業務に加え、母校のハバナ医科大学でも教鞭をとっている。日本流に言えば外部非常勤講師ということになるのだろう。だが、ここにいる学生たちはちょっと違う。いまハバナ医科大学では教授陣のすべてを第一線で働く現場医師にする一大改革が進められているが、サンソ医師は、その一端を担っているのだ。

今朝のテーマは、子どもの肺炎の診断について。まず、皮切りに看護師や医大生に基礎的な問いかけをし、次に専門的な質問を医師に投げかける。

「自分の経験も大切ですが、それだけでは不十分です」とウェブサイトに掲載された専門家たちの見解をわかちあい、最近見直された急性気管支炎の治療ガイドラインを披露する。キューバでは経済危機の中、パソコン・ネットワークが発展し、関係者全員が電子医療情報を交換できるようになっているが、情報はこうして第一線の現場で活かされ普及していく。

地域医療で経済危機の試練に耐える

ファミリー・ドクターの一日を見てきたが、はたしてこれが本当に医療活動なのか、と首をかしげたくなる方も多いだろう。

「医学知識を維持するには、複雑で多様な病状に接することが必要だが、ファミリー・ドクター制度は医師からその機会を奪ってしまう。コストがかさむし、効率も悪い」

先進国からはこんな批判の声も寄せられる。だが、開発途上国の政治家や福祉医療行政の関係者、研究者たちの多くは、制度を高く評価しているし、キューバが九〇年代の経済危機の間もその医療水準を堅持できたのは、この独自のプライマリ・ケア制度によるところが大きい。

蛇足になるが、一七年前のソ連崩壊後にキューバが直面した「スペシャル・ピリオド」と称される経済危機について少しだけ触れておこう。それは、GDPマイナス三五~四〇パーセントと、近代史上では世界恐慌以外にはないとされる未曾有の危機だった。モノ不足は食料から日常生活物資まであらゆる範囲にわたったが、エネルギーひとつとっても、ソ連からの輸入石油が一九八七年の七八〇万トンから一九九五年には三〇〇万トンと六一パーセントも落ち込んだ。交通は麻痺し、救急車も動かせない。停電が毎日一六時間も続く中、病院や診療所の操業時間も短縮を余儀なくされる。政府は、医療サービスを維持しようと精一杯努力し、巨額の予算を投じたが、その限界は明らかだった。医療器材の九四パーセント、医薬品の原材料の八五パーセントはソ連から輸入されていたため、それがストップする。緊急治療に備え、エックス線フィルムや医薬品が備蓄されるが、たちまち底をついていく。修理部品は調達できず、医療文献も手に入らない。抗生物質からガーゼからアスピリンまでなにもないという、まさに崩壊の瀬戸際に追い詰められた。

加えて、ガソリン不足で清掃車も動かせず、ハバナではゴミ収集車が二〇〇台から九九台に減り、ゴミの山が何カ月も放置される状況が日常化する。塩素殺菌処理施設も操業できず、以前は国民の九八パーセントが塩素消毒された飲料水を飲んでいたのに、その率が九四年には二六パーセントと急落する。衛生状態の悪化で、急性下痢や寄生虫、感染症による一〇万人当たりの死者が一九八九年の八・三人から一九九三年には一三・八人に増加する。だが、こうした非常事態下でも、健康指標はなんとか維持されたし、乳児死亡率のように中には指標が向上したものさえあった。この奇跡的な成果は、ちょうど危機の数年前から全国に配備されつつあったファミリー・ドクターの存在に拠るところが大きい。

もちろん、資金不足で、全国にファミリー・ドクターの地区医院を建てるというプロジェクトはその遂行が頓挫する。だが、政府は一時的な解決策として、アパートや普通の住宅を診療所に改築することで対応した。狭い診療所に何人もの医師が詰め込まれる惨めな状況もあったが、一人も首を切らず、むしろさらに多くの医師を訓練することで、福祉医療制度を守った。そして、街中や農村集落に住み込みで働く医師や看護師たちも危機の困苦を患者たちとわかちあったのだ。

実はサンソ医師も経済危機の影響を受けた一人である。政府は成績が優秀な医科大学の卒業生に、最も貧しい農村集落でのインターンシップ研修を命じたが、その中にはサンソ医師もいた。そして、サンティアゴ・デ・クーバ州とオルギン州の二〇〇人しかいない過疎集落で、二年間の医療活動を行ったが、その時期がちょうどソ連崩壊後の経済危機の最中だったのである。赴任していた集落は、農村とはいえコーヒーが唯一の換金作物で、それまで政府から提供される食料に依存していた。そこで、食料不足が深刻化すると、サンソ医師や村人たちは、たちまち痩せ細り、空腹を抑えるため、野草すら食べる状況に追い込まれる。サンソ医師は馬に乗って往診をしていたのだが、ある朝、手足に奇妙な感覚を覚え、同時に近くにつながれた馬が見えないことに気づいた。食料危機の中、キューバではビタミンB不足で五万人もの人々が一時的に失明したが、サンソ医師もその一人だったのだ。

ビタミン補給と栄養の改善で、その後、視力障害は徐々に回復したが、まだ神経障害は残り、往診中にも時折、手足に痙攣が起きるという。だが、サンソ医師は自分が過ごした農村での体験を後悔していない。

「どの医師も農村で働く経験を持つべきです。医学校では医学を学びましたが、山村はコミュニティのことを学ばせてくれたのです。コミュニティが私の人生の中心なのです」

革命以前から傑出していたキューバ医学

キューバの医療関係施設は、貧しい発展途上国の小国とはとても思えないほど充実している。主な施設をざっと見ても、研究所一三、総合病院八五、外科病院三五、小児病院二五、産婦人科医院二五、精神病院二四、地区診療所四七〇、歯科医院一六五、マタニティ・センター二八九、血液銀行二七、老人ホーム一四三、通院型老人ホーム二〇一、障害者施設三八といった数字が並ぶ。だが、最も重視されて

キューバの福祉医療制度の概要

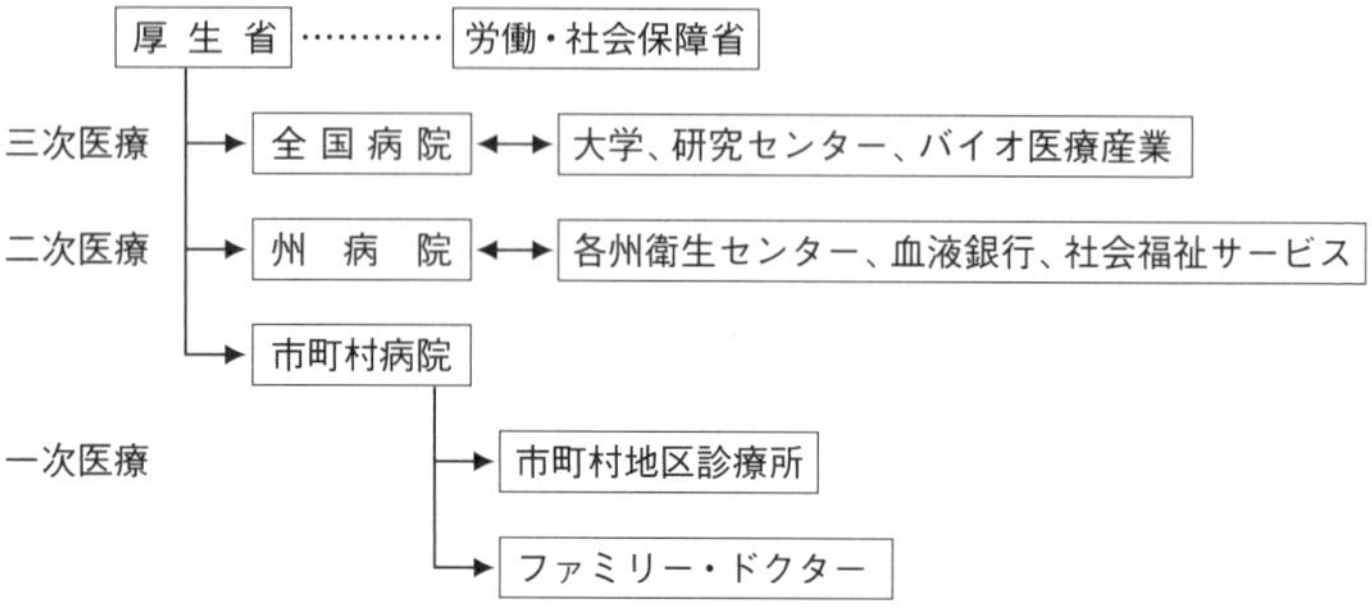

キューバでのプレゼン資料をもとに著者作成

いるのはファミリー・ドクターだ。

「いま厚生省の全プログラムは各コミュニティのファミリー・ドクターを基礎にしています。国民がまずかかるのが、ファミリー・ドクターだからですし、乳児死亡率が下がったのも、一歳にならない子どもの頃から、患者の暮らしぶりを知っているからなのです」

厚生省のオト・パントハ博士は、パワーポイントでピラミッド型の医療制度図を指し示しながら、こう説明する。

だが、コミュニティに重点を置くプライマリ・ケアの仕組みは一日で誕生したわけではないし、現在の制度に落ち着くまで、実に多くの試行錯誤がなされている。キューバの医療制度への理解を深める意味でも、どのように地域医療制度が発達し、ファミリー・ドクター制度がなぜ誕生したのか、その歴史をざっとたどってみよう。

革命以前にもキューバ医療には多くの先駆的な事例がすでに

ある。そう指摘する研究者もいるように、一八二五年にすでにハバナで貧しい人々のために医師たちが往診をしていた記録が残っている。[注1] 一八二五年といえば、日本ではシーボルトが、鳴滝塾を開いた二年後だ。この頃から、無料の治療活動をボランティアで行うことが医師たちの責務で、貧しい病人を自宅で治療したり、慈善病院に入院させたり、衛生管理や市場での食品衛生検査も行っていたという。こうした医師たちの中には、後に自然科学アカデミーの初代学長となったニコラス・グィテェレスやキューバ薬学の祖となるトマス・ロマイがいた。ロマイは伝染病の防止に貢献したことでも知られる。一八〇四年に天然痘ワクチンを導入して以来、中央ワクチン管理所長を三一年間務め、ロマイの指導で、一八〇四〜三五年にかけ約三一万人が天然痘の予防接種を受けた。一九二三年には、キューバは世界で初めて天然痘を根絶した国となっている。

一八八六年には、サントス・フェルナンデス博士が、ルイ・パスツール博士からもらいうけた狂犬病ワクチンの接種を始めたし、一九〇四年には、ベルナルド・モアス博士が破傷風への抗毒素療法を導入[注2]する。一九一六年には軍医長オラシオ・フェラー大佐が、軍に腸チフスワクチンを導入したし、一九五〇年代には、ジョナス・ソーク博士がポリオ・ワクチン接種を制度化する。国家レベルで初めてポリオを根絶したのもキューバで、一九六二年のことだった。

疫病学でも世界的な業績がある。黄熱病の研究だ。スエズ運河の建設を成功させたフランス人技師レセップスは一八八一年からパナマ運河建設に着手するが、マラリアや黄熱病の猛威を前に一八八九年にさじを投げる。運河は二〇年以上も後の一九一四年に、ようやく米国が完成させるが、それにはキューバの黄熱病研究が役立ったのだ。野口英世がアフリカで命を落としたように、当時熱帯では黄熱病が猛威をふるっていた。一八九八年の米西戦争でキューバに侵攻した米軍の前に立ちはだかったのも黄熱病だった。一五七五人が黄熱病にかかり、うち二三一人が命を落としたが、それは、戦闘による死傷者をはるかに上回るものだった。もちろん、それまで米国は何度もキューバに研究チームを送り込み、病原菌の正体をなんとかつきとめようと試みていたが、すべては徒労に終わっていた。だが、遡ること二〇年近くも前、一八八一年にワシントンで開かれた国際会議でキューバのカルロス・フィンライ博士は、黄熱病が蚊によって媒介されることをすでに発表していたのである。無視し続けたフィンライの学説をヒントに米国が人体実験という非人道的な犠牲を経て黄熱病の感染経路を実証したのは一九〇二年のことだった。つまり、キューバはパナマ運河建設にも一役買ったことになる。

ファミリー・ドクターと関連する保健医療制度やプライマリ・ケアにも先駆的な事例がある。一九三〇~五〇年代には予防医療計画が普及し、政府は「救急治療所」を設け、貧しい人々にプライマリ・ケア的な治療活動を行っていた。革命直前の一九五八年には相互扶助診療所は、ハバナ市民のほぼ半数をカバーしていた。保健医療組合による総合的な医療サービスも行われ、全国には一〇〇以上の相互扶助診療所や組合があった。米国で予防医療計画が立てられるのは、一九七〇年代に入ってのことだから、いかにキューバの取り組みが早かったかがわかる。そして、乳児死亡率はラテンアメリカ内では最低だった。

だが、こうした数値は注意して受け止める必要がある。例えば、ある論文はこう主張する。

「米国国務省がバックアップしている研究は、革命以前からキューバがすでに世界一健康な国のひとつであったことをことさら強調することで、革命の成果を矮小化させるため、疑わしいデータを引用している。素晴らしい医学の伝統が革命以前から存在していたことは間違いない。だが、それは、ハバナのごく少数の特権階級と大半の国民との間にあった不平等、とりわけ、農村の状況を無視している」

この指摘は正しい。事実、病院の救急治療室や各市町村に設立された救急治療所は負傷者に応急処置を行うことを目的としていたが、数も少なければ、施設装備やスタッフも不十分で、なされる治療水準も低く、一般国民が利用できる状態にはなかった。医療機関を利用できたのは国民のたった八パーセントで、保健医療組合もハバナやサンティアゴ・デ・クーバ、シエンフエゴス、カマグェイ、サンタクララといった大都市にあるだけで、加入していたのは国民の二〇パーセントにすぎなかった。要するに、民間病院で満足のいく治療を受けられたのは、金持ちだけだったのだ。[注3] 各市町村には最低ひとつの保健所もあったが、不正がはびこり、衛生管理や伝染病の防止機関としては機能していなかった。加えて、都市と農村には大きな格差があり、一九五九年には農村には病院はひとつしかなかった。大半の国民は治療できたり、予防できる病気にかかって死んでいた。一〇〇〇人当たりの乳児死亡率は少なめに見ても六〇人で、平均寿命は六一歳にすぎなかった。「少なめに見て」という表現の背景をハバナ医科大学のホルヘ・ゴンサレス学長はこう説明する。

「当時は、山奥から町に出てくるにもお金がかかりましたから、出生手続きがされていませんでした。死亡証明手続きにもお金が必要でした。実際の乳児死亡率は倍の一二〇人以上ではなかったかと見ています」

農村医療から出発したキューバのプライマリ・ケア

要するに、医学の面では進んでいた点があったとしても、社会制度としての医療は、明らかに立ち遅れていた。なればこそ、まず何よりも革命政権が目指したのは貧困の根絶だった。

キューバ革命がユニークだったのは、革命初期から農村医療を重視してきたことだろう。他の社会主義諸国ではまず都市労働者から医療サービスが提供されたが、キューバは違った。農村が最も劣悪な健康状態に苦しめられていたからである。医療における格差を是正し、都市、農山村を問わず、全国民がかかれる無料の医療制度を確立し、伝染病を防ぎ、乳児死亡率を引き下げ、平均寿命を延ばす。ゲリラたちは戦闘中の一九五六年から農民たちに無料の医療を提供してきたが、革命翌月の一九五九年二月に早くも壮大な目標を掲げ、農民技術・医療・文化援助局を創設し、貧しい農民たちの医療改善に着手する。だが、とうてい全住民のニーズを満たせない。そこで、翌一九六〇年一月二三日には法第七二三号を制定し、農村社会医療サービスを創設した。僻地医療を行うため、五〇もの農村診療所や何十もの農村医療ポストに保健専門家が急遽派遣された。そして、医学校の卒業生やまだ卒業したての新米の医師たちに、高給を保障する代わりに、最低限六カ月は農村で働くことを求めた。これは強制ではなくボランティアだったが、三三〇人の新卒医師のうち三一八人が申し込んだ。翌一九六一年には、三八六人が参加し、同年、農村歯科サービス法第九一九号が成立すると、さらに三四七人の医師と四六人の歯科医が活動に加わった。

一九六〇年六月一日には「福祉医療は国家の責務であり、全員が健康への権利を持つ」との宣言とともに、それまであった保健医療組合や民間病院を活かし、医療費の無料化と全国民への医療サービスの普及に向けて改革が始まる。翌六一年八月一日には、健康福祉省に代わって新たに厚生省が創設され、民間病院や互助協同組合、民間の製薬会社を国有化し、医薬品の値段の引き下げを行っていく。一九六七年には最後の相互扶助診療所も国営化された。

こうしたラジカルな改革は、当然のことながら反発を呼ぶ。国有化を嫌って、当時六〇〇〇人いた医師のうち、実に三分の二が国外流出し、たった二〇〇〇人しか国内には残らなかったのだ。一時的な対応策として、政府は、メキシコや他のラテンアメリカの医師たちに助力を求めなければならず、この頭脳流出は、一九六〇年代前半には深刻な影響を及ぼした。例えば、一〇〇〇人当たりの乳児死亡率は一九五八年の三三・四人から一九六九年には四六・七人に悪化してしまう。

だが、これは国有化を推し進めた革命政権だけの責任とはいえない。カストロは当時のことをこう語っている。

「米国の目的のひとつは出国をそそのかすことにあった。それまでは決してそんなことをしなかったのに、声をかけ米国に行きたい者をすべて受け入れた。われわれから教師、医師、技師、技術者などを奪うためだった。そのため技術者たちが出国し始めた。高額の給料で誘ったのだが、前代未聞のことだ。われわれは挑戦を受け止めた。それなら、出国は禁止しない。新しい世代の技術者や専門家を育てよう、出ていった者たちよりも優れた技術者や専門家を養成しようというわけだ。われわれは残った者たちで大学を発展させた」

損失を埋め合わせるため、政府は一九六一年にハバナ大学内にあった修道院を大学病院に転換することで、将来の医師育成に着手する。革命前とは異なり、学生たちは無料で医学校に入学できたが、その代わり、僻地や農村での一年間の奉仕活動が条件となった。

キューバを代表する医療研究所、ペドロ・クリ熱帯医学研究所のグスタポ・クリ所長も、当時この農村医療改革に参加していた一人だった。博士は、一九六二年に医科大学を卒業した後、カストロがゲリラ戦を繰り広げたシエラ・マエストラ山中のミナス・デル・フリオ集落で診療活動に従事していた。

「本当は、二三歳で大学を卒業する予定だったのですが、バチスタ政権によって、大学が閉鎖されてしまいましたから、二六歳でやっと医師になったのです。当時のキューバには、まともな医療制度も衛生政策もありませんでした。チェ・ゲバラ部隊の本部があった場所が小中学校教師の養成校となり、一〇〇〇人の生徒が学んでいたのですが、ゲリラたちが使っていた病院もあり、そこで働いていたのです。冬のとても寒いときでしたが、ある日、フィデルがふらりと現れ、病院まで歩いてくると、私の脇にいきなり座り込み、『やあ、ドクター元気かい』と肩を叩き、それから農民たちが置かれた状況や病状について熱心に質問を始めました。当時はまだ黄熱病やマラリア、下痢が蔓延していましたから、フィデルは農民たちのことをとても心配していたのです。ふと気が付くと、実に五時間も話し込んでいました。その後、フィデルは不足していたレントゲン等の機材を送ってくれました。いまでも懐かしく美しい思い出です」

フィデルとはカストロのファーストネームだ。

クリ所長が二六歳であれば、カストロも三五歳と若かった。カストロとともに今日あるキューバ医療の礎を構築していったのは、理想に燃えたこうした若者たちだった。その後、農村社会医療サービスには医科大学の卒業生全員が参加するようになり、一九七三年には参加者は一二六五人とプロジェクト発足時の四倍にも増えていく。

農村社会医療サービスは、当初は農村医療ポストと称される病院や診療所でなされていたが、そこでは、治療だけでなく、疫病監視、ワクチン接種、[注4]健康診断、衛生教育といった総合的なケアが行われていた。要するに、医療、福祉、教育を統合した健康なコミュニティづくりという現在のキューバのプライマリ・ケアの原型、枠組みは、農村の福祉医療全般の改善を目標とした農村社会医療サービスから生まれたのである。

保健医療活動の主役となる市町村総合診療所の創設

日本では農村医療というと長野県佐久総合病院がまず思い浮かぶ。その礎を築いた故若月俊一博士の著作を読めば、戦後直後の日本の農村も悲惨な状態に置かれていたことがよくわかる。減塩運動をはじめとする生活全般に及ぶアプローチも、キューバのそれとよく似ている。だが、日本では佐久病院の先駆的な取り組みが農村医療にとどまったのに比べ、キューバでは農村社会医療サービスで培われた発想が、都市部の医療にも影響した。ほぼ時を同じくして各市町村の小さな町にも医療機関が設置されるが、そこで、展開されたのもプライマリ・ケアだった。

例えば、政府は子ども、女性、身障者と対象者別の福祉医療プログラムを充実させていくが、その最初のものは、一九六二年に創設された母親と子どもプログラムだった。翌、六三年には、新たに社会保障法（法第一一〇〇号）が制定され、全労働者の社会保障が政府の責務として担保されるが、それには当然医療も含まれていた。病気を減らし、国民の健康を増進するため、妊婦や栄養失調の子どもへのケア、結核、ハンセン病、性病撲滅のためのワクチン接種、献血キャンペーン、衛生教育の実施、ゴミ処理サービスやコミュニティのクリーン・アップ作戦と様々なプロジェクトが繰り広げられた。だが、こうした仕事は医師だけではやれない。そこで、コミュニティに根ざした革命防衛委員会やキューバ女性連盟といった住民組織の参加も奨励され、ソーシャル・ワーカーたちも関わっていく。

これだけ大がかりになると地域という切り口で、様々な保健医療活動を統合する必要も出てくる。そこで、一九六四年に「統合的ムニシピオ・ポリクリニコ」と呼ばれる新たな医療機関が創設される。日本語に直訳すれば、市町村総合診療所だ。すでに、ポリクリニコと称される機関はあったが、利用者は通院できる近隣の患者に限られていた。そこで、ロベルト・フェルナンデス博士のリーダーシップの下、

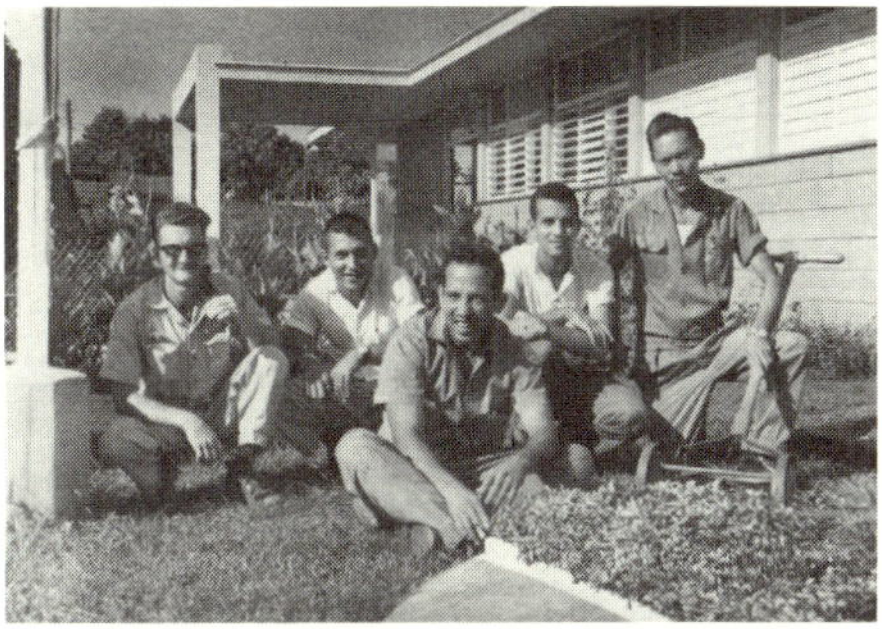

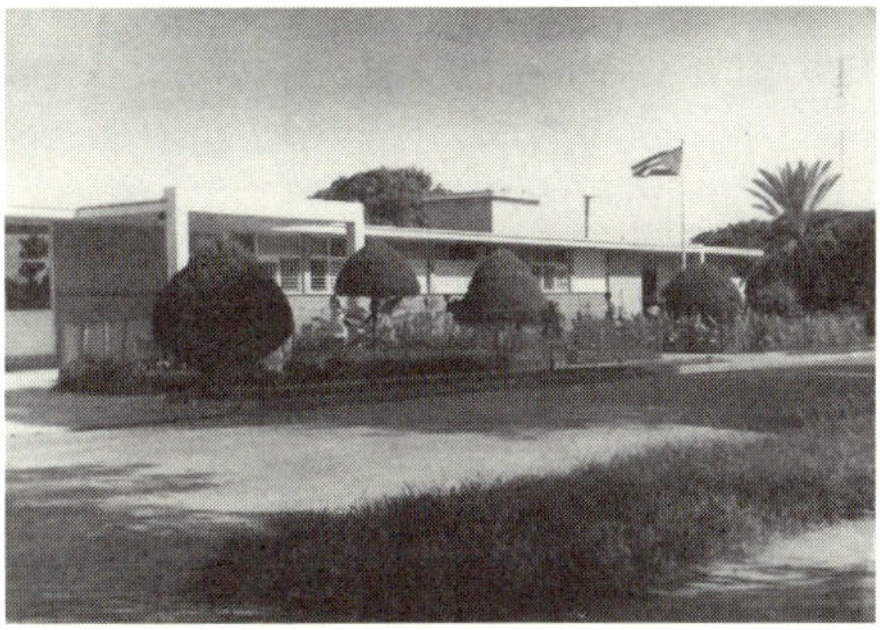

トリニダードに新設された市町村総合診療所。上の写真の中心の若者がまだ若い頃のオト・パントハ博士（同博士提供）。診療所はまず地方から整備されていった

ハバナのラ・リサ区のアレイダ・フェルナンデス地区診療所での取り組みを参考に、九平方キロ、四万五〇〇〇人の住民を対象に市町村総合診療所が各地で構築されることとなったのだ。[注5] ただし、注目すべきは、この総合診療所もハバナではなく、まず地方から建設されていったことだ。厚生省のオト・パントハ博士は、キューバ中心にある世界遺産の指定を受けた古都、トリニダードに新設された診療所で外科手術にあけくれた若い頃のことを懐かしそうに話す。

もちろん、病院は、二次、三次段階の治療を行っていたが、工場、各職場、学校、育児所とすべての保健医療活動の主役となったのは、この市町村総合診療所だった。そして、伝染病が次々と根絶・抑制されていくにつれ、様々な予防治療プログラムも取り入れられ、一九七〇年には、初歩的な段階ではあったものの、①成人、女性、子どもへの包括的なケア、②衛生と疫学監視、③歯科、④医療スタッフ向けのトレーニングと各総合診療所でプライマリ・ケア・プログラムの充実も図られていく。あわせて、医療データを収集する統計情報制度も創設され、診療所段階での保健医療活動の成果を評価するためにデータは活用された。

予防医療のモデルとなったコミュニティ診療所

市町村総合地区診療所の設置は、プライマリ・ケアを量的にも質的にも大きく前進させた。だが、一九七〇年代に入ると限界をさらけ出すことになる。一番大きな理由は、人々の健康状態が一変したことだ。子どもよりも成人の病気が多くなり、同時に伝染病が根絶されたことで、慢性病が占める割合が増え、死亡率の低下で高齢化も進んできた。この社会変化に対応する上で、大きく三つの欠点が見えてきたのだ。まず、病院で働く医師に比べ、プライマリ・ケアに従事する医師たちの果たす役割への認識が低かった。医師教育も地区診療所ではなく、大半は病院でなされていたし、プライマリ・ケア医療の教育や研究の機会も乏しかったから、医師や医療関係技術者たちの間でも地区診療所で働くモチベーションが高まらず、スタッフが安定していなかった。

第二は、縦割りの弊害だ。市町村総合地区診療所によって、ある程度までは統合されたものの、まだ、医師と歯科医師のチームワークが不十分で、病院との連携もうまくいっていなかったし、診療所内ですら、医師や医療技術者たちの活動はバラバラだった。プライマリ・ケア・レベルで問題が解決されないから、病院の専門医師に紹介状を書くことになる。患者ももっと良い治療が受けられると思って病院に行く。結果として、病院の救急医療室が混雑することとなり、病院側には、患者の病状が十分に周知されていなかったから、期待した患者の不満を呼んだ。

第三は、医師と患者のコミュニケーションが不十分で、本来であればもっと発揮できるはずのコミュニティの潜在力がまだ十分に活かし切れていなかったことだ。こうした理由から、プライマリ・ケアへの満足度合いは総じて低かった。

課題は解決されなければならない。一九七四年一一月、ハバナ市内の東部、アラマルにある教育地区診療所で、マリオ・エスカロナ院長の指導の下、プライマリ・ケアのための新モデルとしてコミュニティ地区診療所モデルの実験が試みられた。ちなみに、教育地区診療所とは、医師や医療関係技術者への教育機能も兼ね備えたより充実した診療所のことだ。いま、この地区診療所にはその業績を記念して博士の名がつけられているが、この新モデルは後に全国に広がり、コミュニティ医療に抜本的な変化をもたらしていく。

例えば、縦割りの弊害を克服するため、「ヘルス・チーム」という概念が導入され、チームワークが奨励された。チームは、内科医、小児科医、看護師のようなプライマリ・ケアチームだけでなく、医療関係者以外のゴミ収集作業員やソーシャル・ワーカーを含めた混成チームもあり、それらが、一体となって住民の健康改善のために動き出したのだ。

健康改善に向けたコミュニティの積極的な参加や医療教育でコミュニティの果たす役割を重視した結果、最終的には表で掲げた「ベーシック・ヘルス・プログラム」が実施されることになるのだが、治療だけでなく、そこには環境や教育・研究までも含まれていることがわかるだろう。

この改革の成果の最たるものは、自覚症状がなく診断を受けに来ない人や、いまかかっている病気の治療だけにやってくる患者の「隠された病状」を診断することに視点が向けられたことだった。例えば、糖尿病のような慢性病を予防するには、一人ひとりの患者の暮らしぶりを継続的にトレースし、慢性病につながるリスク要因を管理する必要がある。潜在的な病状を考慮した結果、「社会的な病気」という

表1-1　ベーシック・ヘルス・プログラム

Ⅰ．人々のケアのためのプログラム
子どもの包括的なケアプログラム
女性の包括的なケアプログラム
成人の包括的なケアプログラム
包括的な歯科プログラム
疫学コントロール
Ⅱ．環境のケアのためのプログラム
都市と農村の衛生、食品衛生、職場での保健・医療
Ⅲ．サービス最適化プログラム
Ⅳ．マネジメント・プログラム
Ⅴ．教育と研究プログラム

新たな概念も生まれ、高齢者医療など以前にはなかった取り組みも行われることとなった。加えて、医科大学の教授たちも、診療所の活動と協働し、出張サービスをするようになり、それが、コミュニティ段階での予防医療教育や研究活動を進展させることにつながった。だが、この新モデルにもまだ問題があったのである。

ひとつは、コミュニティ診療所のサービス内容だった。前述した教育地区診療所と称される診療所の施設整備はそれなりだったが、まだ全体の一割ほどと数が少なく、通常の診療所の設備とサービスはまだまだだった。診療所に対して患者が多すぎることもこれに輪をかけた。サービスの内容や順番待ちに満足できない患者たちは、すぐに治療をしてもらおうと病院の救急治療室にでかけた。全部ではないにしても、いくつかの診療所ではレントゲンなどの検査結果が遅いことも、患者を病院に向かわせることにつながった。緊急治療室に行けば「数時間のうちに」どんな問題も解決されると、思われていたのだ。

第二は、様々な医療分野が発展した半面、専門化が進んで、包括的な治療を提供できなくなったことだ。二次治療を行う専門家は増えたが、プライマリ・ケアを行う適切な人材は不足していた。コミュニティ医療では、予防に重点が置かれるべきであるのに、医療チームはフォローアップの往診を行わなかったし、医師たちは医療技術を重視し、一人ひとりの健康よりも病気の方に重点を置いていた。言い方は極端だが、コミュニティ内の健康上の課題を探りあて、積極的に未然に予防するよりは、「病気」を受け身で待っていた。結果として、真の健康増進に向けた住民たちのライフスタイルの変化は達成されなかったのだ。

プライマリ・ケア医療の柱、ファミリー・ドクター制度

この反省を踏まえ、ようやくファミリー・ドクター制度が誕生することになる。それまでは、地域医療は地区診療所と病院とが受け持っていたが、この下にさらにコミュニティ医療が加えられたのだ。

冒頭で触れたように、ファミリー・ドクターの役割は、一二〇世帯、七〇〇〜八〇〇人と、顔が見える範囲で各家族の健康状態をチェックし、増進することにある。だが、何から何まで、すべてをファミリー・ドクター一人だけが背負い込めるわけではない。だから、同じコミュニティの他のファミリー・ドクターや内科医、小児科医、眼科医、心理学者、統計専門家、ソーシャル・ワーカーたちがベーシッ

ク・ワーク・グループを作って支援する。

「一〇〜一二の地区医院を単位にベーシック・ワーク・グループを編成しています。診断が厄介な場合には、グループの専門家が自分の経験をファミリー・ドクターとわかちあいます。つまり、ファミリー・ドクターは生徒になるわけです」

パントハ博士はチームの重要性を指摘する。さらに、詳しい検査や入院が必要であると判断されたときは、病院で手当てを受けることになるが、その場合もファミリー・ドクターや看護師が付き添い、担当主治医と直接と打ち合わせる。急を要するときには、患者が病院の緊急治療室に行くこともあるが、たいがいはファミリー・ドクターから適切な病院への紹介状を受け取る。そして、ファミリー・ドクターは、入院中の患者の回復状況をチェックし、退院した後もケアを行う。

長期フォローも万全だ。一年に最低二回は患者と会うことに加え、同じ医師が同じ患者に関わり続けるから、生まれたときからの臨床記録が残っている。実践の中から生まれたこの継続的なアセスメントとリスク評価は、スペイン語で「dispensarizacion」と呼ぶという。

一九九九年に国連開発計画の支援で行われた研究は「ファミリー・ドクター制度は、医療福祉制度の最も重要な改革で、プライマリ・ケアの柱になった」と高く評価している。もちろん、これはファミリー・ドクター制度が完成された完璧なモデルで、もはや改善の余地がないというわけではない。とはいえ、ファミリー・ドクター制度は次ページの表のように多くの成果をあげた。

表1-2　ファミリー・ドクター・プログラムの成果

- 人口の96%以上での継続的なアセスメントとリスク評価
- 子宮癌、乳癌、大腸癌、直腸癌、肺癌、皮膚癌、前立腺癌の早期発見の増加
- 病院への通院患者や救急治療室利用度の減少（1980年の21.7%から2000年の13.2%）とプライマリ・ケア訪問の増加（同73.2%から86.2%）
- ベッド占有率（1980年の80.4%、1990年の78.5%から2005年の68.4%まで）と病院への入院期間の減少
- 入院の一貫した減少（1985年の16.0人/100人から2005年の10.1人)。
- 在宅治療の増加（1997年前期で9万2178件）
- 胎教プログラムへの95%の妊娠女性の早めの登録
- 99.9%が病院で出生
- 1000人当たりの乳児死亡率（1985年16.5人から2005年に6.2人）や5歳未満死亡率（1985年19.6人から2005年で8.0人）の減少
- 出産時の低体重率の1985年の8.2%から2005年の5.4%までの削減
- 赤ん坊の4カ月目での母乳栄養をやめる率の増加
- 13回のワクチンで防げる病気で保護された子どもの免疫レベル95.5%以上
- 10代のプログラムの創設と機能強化
- 家族計画と性教育に関連する活動による肯定的な結果
- 「老人クラブ」の創設と機能の成長を維持。現在、全国で1万4000カ所
- 平均寿命が76歳以上まで延長
- 針療法、指圧療法、その他、「緑の医療」の新たな治療ツールの適用と拡大
- 国民の衛生習慣の改善
- 医療サービスへの大きな満足

出典：20years of Family Medicine in Cuba, 及び Annual Health Statistics Report, 2005より著者作成

この新たな改革は、一九八四年一月四日、ハバナのディエス・デ・オクトゥブレ区にあるラウトン地区診療所でロドリゲス・アベリネス院長の下、一〇人の医師と一〇人の看護師たちにより、パイロット・プロジェクトとして始まった。だが、その後は地区診療所と同じように、まず地方から建設されていったという。

「その後、ハバナのプラサ・デ・ラ・レボルシオン地区診療所のコスメ・オルドニェス院長の下、専門的なファミリー・ドクターのための教育も始まり、それを受けて、一九八五年からスタートしたのです。最初は東部のオリエンテ、中部のエスカンブライ山地、西部のシエラ・デル・オルガノス山地と農山村から建設を始め、それがすべて終わってから、街中での建築に着手したのです」

パントハ博士の説明によれば、ファミリー・ドクターのルーツは、ラウトン地区診療所にある。そこで、新モデル創設に携わった当時の関係者がいるというNGO、ファミリー医療協会を訪ねてみることにした。

人の健康の九割は環境で決まる

ファミリー医療協会は、一九九四年の設立と医療関係では最も新しい団体だが、約一万六〇〇〇人の会員を抱え、活発に活動している。会長のクラリベル・プレソノ博士は、ラウトン地区診療所の実験に始まった直後から参加し、以来同診療所で一三年も働いてきた経歴を持つ。博士は誕生時の模索期のことをこう想起する。

「ファミリー・ドクターの専門教育が初めてスタートしたときに、ちょうど医科大学に入学しました。それは、とても大きな挑戦でした。新たな専門分野を極めた先に何があるのかも見えませんでした。地区診療所には、医学的な手当てだけではなく、心理的・社会的な問題を抱え、その解決を求めてやってくる人もいることはわかっていました。そこで、今のファミリー・ドクターと同じく、私たちもコミュニティ内で医療活動を行ったのです。社会的な活動や個人の往診も行いました。ですが、家族やコミュニティという枠組みの中で患者たちと接する準備が整っていたわけではありません。私たちが受けた教育は、まだ生物学を重視していました。プログラムが本当にうまく機能して、様々な健康問題を扱えるのか、患者さんたちが受け入れてくれるのだろうか、と誰もが疑問に思っていました」

だが、まもなく、プレソノ博士は自分の仕事の意義を実感するある経験をする。

「ちょうど、私たちがラテンアメリカ医師デーのパーティを事務所でしていたとき、外に一人の若い女性が立っていました。何も言いませんでしたが、痛みで屈み込んでいました。子宮外妊娠だ。すぐにそう確信しました」

プレソノ博士は彼女をすぐに病院に連れていき、外科医を探し出す。

「お願い。私の診断を信じて。命がかかっているのよ」

だが、プレソノ博士がいくら診断理由を説明しても、外科医はそれを信じようとはせず、検査室で一から検査を始めようとした。だが、患者の容態が急変する。プレソノ博士の診断は正解だった。緊急手術がされ、すばやい判断が命をとりとめた。

「後で外科チームは、診断を疑ったことを謝りました。そのとき、私は自分が一人前になったと感じただけでなく、制度としてファミリー・ドクターの役割も認められたな、と思ったんです。そして、ファミリー・ドクターへの住民たちの満足が、全国にこのプログラムが広がる触媒となったんです」

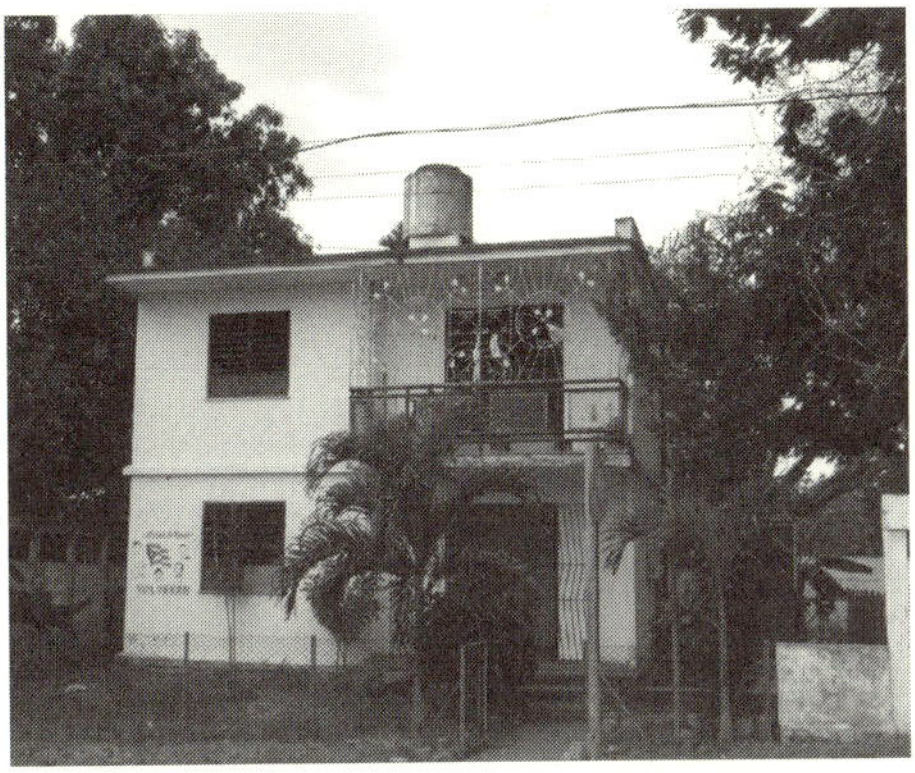

まず地方から整備されたファミリー・ドクター医院。最初は１階が診断室、２階が医者の住居だったが、後には３階に看護師の住居が付設されるタイプに改善された

事実、翌一九八五年には、このファミリー・ドクター・プログラムが一三〇〇万人に治療活動を行うようになり、二〇〇五年には国内の医師七万五九四人のうち、三万三七六九人がファミリー・ドクターで、ほぼ同数の看護士とともに、全国民をカバーするまでに至っている。

「まだ中傷する者もいますが、ファミリー・ドクター制度は、医学界から完全に認められています。名門医科大学のある教授も『ファミリー・ドクターだけが、病院の壁を超えたサービスができる』と主張しています。つまるところ、生物学は、人の健康状況の八パーセントしか決定しません。残りを決めるのは、家族、コミュニテ

ィ、環境といったそれ以外の要素なんです」[注6]

プレソノ博士の指摘を協会の他のスタッフも補足する。

「昔は抵抗感を覚えていた医師たちも今では成果を認めています」と、リリアム・ヒメネス博士が指摘すれば、「新プログラムで、お産のときから立ち会った子どもが健康に大きく育つ姿を目にできるのは本当に印象的でした」とホルヘ・ラモン医師も語る。二人ともラウトン地区診療所での実験に参加した当時のメンバーである。

そして、ファミリー・ドクター制度は住民参加型の福祉医療という新たな段階への道も開いたという。治療の基本が各個人ではなく、家族とされるようになったことで、患者は、家族やコミュニティ、環境内に置かれた生物心理社会的な存在としてホリスティックに治療されるようになったのだ。ファミリー・ドクターたちは、定期的に地区の課題を分析し、コミュニティの健康状況を診断するが、住民側もこの地区の健康診断に活発に参加している。

「プライマリ・ケアは世界五〇カ国以上で取り組まれていますが、この住民参加がキューバの予防医療の最も大きな特徴です」とホルヘ・ラモン医師は主張する。

「ですが、その際、一番大切になってくるのは、ファミリー・ドクターの能力を高めることです。このレベルで最も総合的な診断や治療の腕が求められるからです。ですから、協会は厚生省と連携し、スキルアップのための様々なプログラムを開発しています」と同協会のリリア・ゴンサレス事務局長が付け加える。

キューバでは大学を卒業して医師になると、まず一般医師という資格を持つ。だが、それで医学教育が終わるわけではない。ファミリー・ドクターの元で最低二年間研鑽を積むと「基礎総合医療医師」の資格が得られ、さらに専門性を高めて特定部門のプロになりたい人が、医療科学修士や博士の資格を得ていく。協会のリリア事務局長や厚生省のパンドハ博士によれば、ファミリー・ドクターの能力向上に努めた結果、病気のほぼ八〇パーセントは地区診療所と地区医院の段階で処理できるようになっているという。

日本の医療制度は、結核や肺炎等の感染症が多かった時代にデザインされたもので、生活習慣病の予防や健康増進への対応は緒についたばかりである。だが、キューバではすでに二〇年も前から、予防医療に取り組み、ファミリー・ドクターというユニークな制度を生み出していたのである。とはいえ、予防医療ですべての病気が治せるわけではない。治療できない残りの二割の病気にはキューバはどう対応しているのだろうか。

注1——医学史家のグレゴリオ・デルガド・ガルシアの報告による。
注2——コッホ研究所の北里柴三郎が「破傷風菌の弱毒性菌を投与した動物の血清には破傷風菌を無毒化する作用がある」ことを発見し、血清療法の可能性を示唆した。後に、エミール・ベーリングと北里柴三郎が破傷風毒素やジフテリア毒素で免疫した血清がこれらの毒素を中和することを発見し、血清療法の基礎を築きベーリングはこの功績

によりノーベル賞を受賞している。

注3――例外はあった。例えば、キューバの主要産業はサトウキビであったが、製糖工場には病院があり、工場の労働者たちは、他の国民より厚いケアを受けていた。

注4――例えば、以前は東部州の住民二〇〇万人の間で、マラリアが蔓延していたが、一九六二年には全国マラリア根絶キャンペーンが確立され、五年後には撲滅されている。マラリア根絶のためDDT散布がなされたが、後に危険性がわかると、米国で禁止される二年前の一九七〇年にはこれを禁止している。

注5――市町村総合診療所は当時、次のように定義された。①全家族をカバーするサービスを通じて、一定の地区内の住民の健康増進、ケア、回復を図る医療機関、②「ヘルス・エリア」と称される一定の地区内で、コミュニティへと広がるダイナミックな基礎的医療サービスの提供を目指す機関

注6――プレソノ博士の「生物学」という表現は奇異に聞こえるかもしれないが、いまから三五年以上も前に次のような発言をしている人物がいる。「医者は、単なる技術者であってはならない。従来の医者はあまりにも『生物学的』にすぎた。もっと『人間的』『社会的』医者であってほしいと、国民は願っているのである」実はこれは、故若月俊一の名著『村で病気とたたかう』(岩波新書、一九七一年)の締めくくりの言葉である。

II

外貨の稼ぎ手
高度医療と医薬品

世界のどこにもないユニークなワクチンや医薬品。世界各地から高度医療を求めて訪れる患者たち。キューバが先進国に勝るとも劣らぬ高度医療の発展に成功したのは、なぜなのだろうか……。

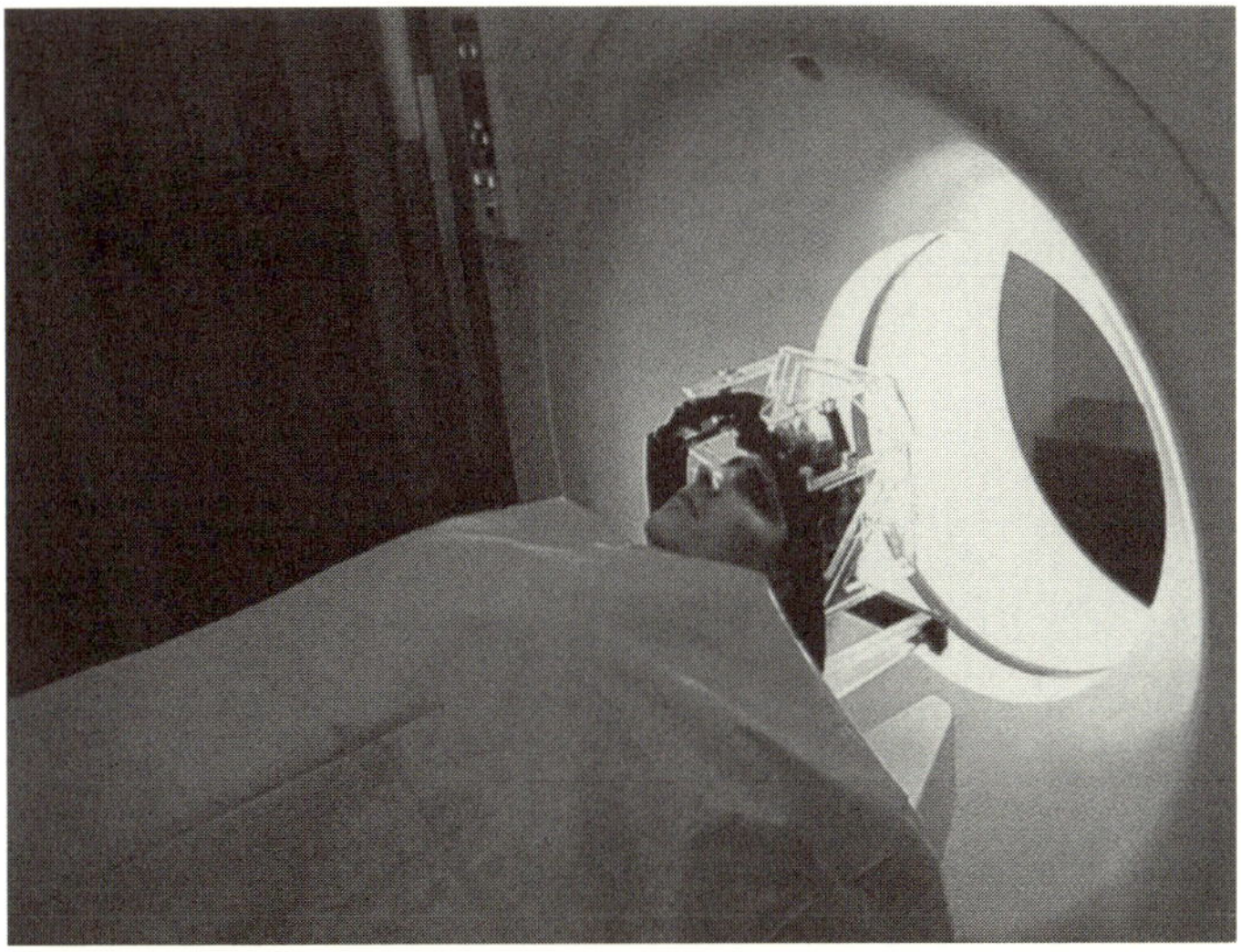

国際神経回復センターは、脳外科手術やリハビリを通じてパーキンソン病等の難病治療で定評がある（写真:同センターの資料より）

1 キューバのハイテク医療

地域資源を活用したユニークな医薬品の開発

キューバには地域資源を利用したユニークな医薬品がある。例えば、第一章で紹介したポリコサノル、PPGもそのひとつだ。カストロはこう紹介する。

「われわれが開発した最も重要な製品に抗コレステロール剤がある。それは、効果的で大変有望なものだ。トレードネームはアテロミクソルだが、通名PPGと呼んでいる。すでに国内では使われているが、何億人がそれを待っている。これを作れたのはわが国だけだ。数え切れないほどのテストをしてきたが、コレステロールや血圧、静脈瘤など循環器系の病気にも効き、心臓病と関連した病気にも効果がある」

PPGは、国立科学研究所長とダルメル研究所長を兼任するカルロス・マヌエル博士らが遺伝子組換え技術を用いて作り出したものだが、キューバはサトウキビの世界有数の大産地だけあって、その蝋が原料となっている。ＰＰＧは悪玉コレステロールを減らし、善玉コレステロールを増やす。おまけに、プラズマ脂質も減らすから、ヨーロッパやラテンアメリカでは高脂肪血症薬として認められ、血小板の凝固を抑える効果もあり、心臓病の治療にも役立つ。ふつうコレステロール降下剤としてはスタチン系薬剤が用いられるのだが、多量に服用すると心不全や筋肉痛、神経障害、癌等の副作用がある。だが、ＰＰＧは度重なる動物実験や臨床試験を経た上で、二〇〇〇人以上の患者に投与されてきたが、どんな副作用もないことがわかっている。いや、厳密にいえば副作用はある。身体全体に活力が出るので、性欲も高まってしまうのだ。いくつかの国では本来の薬効よりもこの副作用の方で売り上げが伸びているという。

一日一錠、五ミリグラムを飲むだけで、動脈硬化や心筋梗塞が治る上、性欲減退にも威力を発揮するとあって、ラテンアメリカ中で話題を呼び、オーストラリア、カナダ、メキシコ、中国、台湾等にも輸出されている。だが、米国食品医薬品局は全く評価せず、米国内では販売されていないから、日本では話題にものぼらない。

地域資源を利用した薬剤としては、「ヴィマング」もある。体内では細菌やウイルスから身を守るため、白血球が活性酸素を作り出している。だが、これも増えすぎると、脂質、蛋白質、酵素、ＤＮＡにダメージを与え、癌になりやすくなるという。「ヴィマング」はこの酸化ストレスを減らす。抗炎症剤、鎮痛剤としての効能もあり、製薬化学センターの所長、アルベルト・ヌネス博士は、何千もの臨床事例からエイズや癌治療にも役立つと語る。「ヴィマング」の原料もキューバの特産品マンゴーの樹皮で、もともとはピナル・デル・リオ州の貧しい農民、エルテリオ・パエスが家庭療法で使ってきたものだ。不妊症をはじめとして色々な薬効があることから、これに着目した研究所や厚生省が専門的に研究し、薬剤まで発展させた。他にも抗癌効果のある青サソリの毒を希釈した「エスコアスル」等様々な医薬品が開発されている。

オンリー・ワンのオリジナル・ワクチン

ワクチン開発でも独自路線を歩んでいる。例えば、B型肝炎という厄介な病気がある。進行を放置すると肝硬変や肝癌を引き起こし、根治療法が極めて困難で決定的な療法もない。世界保健機関によれば、いまも全世界で毎年五二万人が命を落としている。キューバでも一九九二年以前は毎年二〇〇〇人以上がかかっていた。だが、いまは五〇人以下まで減り、五歳以下の子どもたちは一九九九年以降全くかかっていない。遺伝子工学・バイテクセンターが開発し、一九八七年以来製造している「B型肝炎対抗ワクチン」(HEBERBIOVAC-HB)の予防接種を受けているためだ。

「いま、B型肝炎は根絶に向かっています。私たちの主力輸出製品ですが、センターにはそれ以外のワクチンや治療薬、診断薬など一八もの製品があります」

センターのペドロ・ロペス臨床試験部長は語る。

このワクチンは世界保健機関も関心を寄せ、二〇〇〇年一一月に認証チームが遺伝子工学・バイテクセンターを訪問。翌年にはすぐさま認定され、二〇〇六年現在、イギリスやカナダを含め、二〇カ国に輸出されている。

同じく世界保健機関から認証されたものに、髄膜炎B型対抗ワクチン「VA- MENGOC -BC」もある。開発したのはカルロス・フィンライ研究所のコンセプシオン・カンパ所長らだが、一九九〇年代初めから一〇〜一六歳の一〇万六〇〇〇人に二重盲検法（ダブル・ブラインド・テスト）が行われ、その効果は実証済みだ。三カ月の全乳児に接種され、髄膜炎は九三パーセントも減少した。今のところ髄膜炎菌B型細菌に対し世界で唯一効力のあるワクチンとされ、一九九〇〜九一年にコロンビアで髄膜炎が流行した折もこのワクチンで抑制されている。輸出販売が始まったのは一九八七年からだが、ブラジル、ウルグアイ、ボリビア、パラグアイ、ニカラグア等のラテンアメリカ諸国だけでなく、アジアやアフリカ諸国でも登録されている。

ワクチンは欧米でも関心を呼んだ。米国でも毎年約三〇〇〇件の髄膜炎が発生し、うち三〇〇人が死んでいたことから、大手製薬企業スミス・クライン・ビーチャムPLC社[注1]が、フィンライ研究所と一九九九年に販売協定を結んだのだ。もちろん、ここまでこぎつけるのは容易ではなく、米国財務省から許可を得るのに二年を要した。カストロは、こう述べている。

「バイテクや薬品工業の分野で、われわれは大きな進歩を達成した。例えば、B型脳髄炎ワクチンは、世界の多くの国々を悩ます病気の唯一のワクチンで、わが国にとり重要な外貨収入源だ。だが、米国はあらゆる場でこのワクチンを売らせないよう戦争を挑んできたのだ」

米国は許可したとはいえ、キューバが外貨を稼げないよう「スミス・クライン社の施設内でのみワクチンを生産し、かつ、臨床試験期間中にだけキューバに代金を支払うこと」と条件を付した。[注2] とはいえ、髄膜炎B型ワクチンは、バイテク立国に向けた小さな飛躍となった。貴重な外貨獲得源となったことに加え、ソ連崩壊後に西側世界と新たな経済の架け橋を構築する一助となったのだ。

マラドーナもでかけたヘルス・ツアー

外貨獲得に貢献しているのは医薬品だけではない。ラテンアメリカはもとより欧米からも毎年五〇〇〇人以上の患者がキューバに治療を受けにやってきている。サッカーで世界中の話題をさらったスーパースター、ディエゴ・アルマンド・マラドーナもその一人だ。往年のスターも長年の不摂生がたたり、見る影もないほどの肥満体となり、コカイン等の薬物中毒で二〇〇三年には危篤状態にまで陥ったのだが、そのマラドーナが療養先に選んだ国がキューバなのだ。マラドーナはアルゼンチン出身だが、足にカストロの入れ墨を入れるほどカストロにも心酔しているという。心臓疾患の治療や中毒のリハビリを受け、ダイエットに成功すると二〇〇四年には二〇歳のキューバ女性と婚約している。

こうしたツアーは、ヘルス・ツーリズムと呼ばれ、細々とスタートしたのは一九八〇年のことだが、噂は次第に広まり一九九〇年には一八〇〇人が訪れ、二〇〇万ドルを落とすようになっていた。そこで、外貨獲得の一助にもしようと、一九九四年に設立された観光公社クバナカンが専門ツアーを組むようになってから、一九九六年は二〇〇〇万ドル、一九九八年は三〇〇〇万ドル、二〇〇二年は、約四〇〇〇万ドルと年々収益が伸びている。厚生省はツアーの外貨獲得力は六〇〇〇万ドルあると見積もる。

ツアーに人気があるのは、キューバ以外では受けられない高度治療を先進国よりもはるかに安い経費で受けられるからだ。例えば、鳥目として知られる色素性網膜炎は三五〇〇人に一人は視力を失う恐ろしい病気で、これまで有効な治療法がなかったが、ハバナの下町、ベダドにあるカミロ・シエンフエゴス眼科病院ではその外科治療が受けられる。

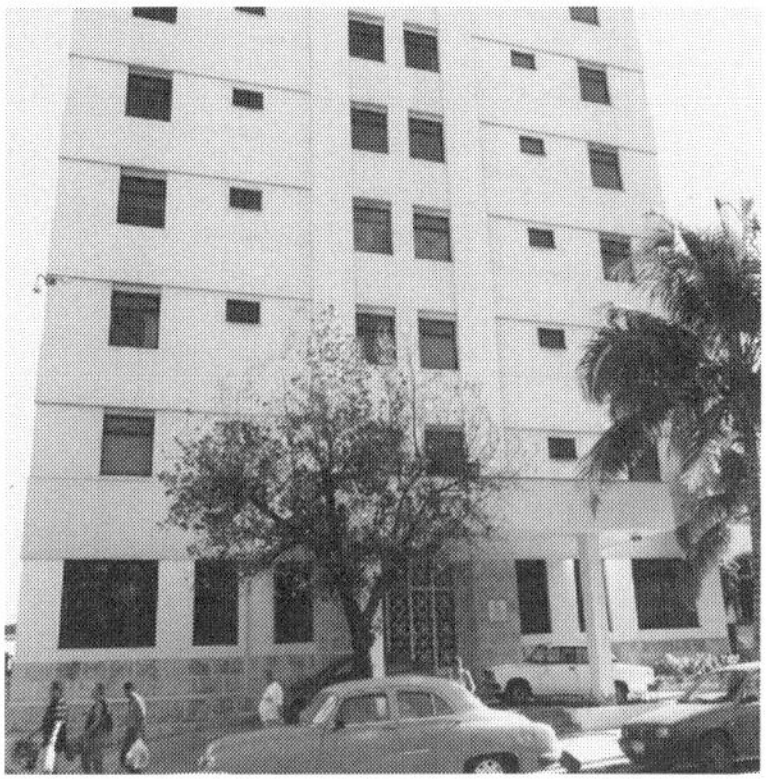

色素性網膜炎の専門手術が行われているハバナの下町にあるカミロ・シエンフエゴス病院

難病と知られる多発性硬化症や脳細胞移植によるパーキンソン病の治療でも優れているし、リハビリでも多くの実績がある。一番話題を呼んだのは、一九九〇年に自動車事故で植物状態（遷延性意識障害）に陥り、自国ではさじを投げられたスペインのある女性が、国際神経回復センターで手術とリハビリ治療を受けたところ、二カ月後には歩け、話せるようになったケースだ。

移植手術にも定評がある。ハバナのマレコン通りに面し、二三階の巨大ビルが聳え立つ。以前の銀行を革命後に改築したエルマノス・アルメイヘイラス病院だ。専門医師二八〇名、看護師六五〇名、最新医療機器を備えた国内最大の総合病院だが、心臓、心肺、腎臓、すい臓、肝臓、角膜、骨髄と様々な高度移植がされている。心臓移植は一九八五年一二月に初めて実施され、以来、五年間だけで七〇の移植と三つの心肺移植手術を行い、八八パーセントの生存率をあげた実績を持つ。臓器移植では拒絶反応をどう避けるかが鍵となるが、成功率が高いのはモノクローナル抗体を利用しているためだ。抗体とは、人体にウイルスや細菌等の異物が侵入してきた際、体を守る「免疫機能」の中心的な役割を担う物質だが、モノクローナル抗体とはこれを人工的に製造したものだ。人工製造法が発見されたのは一九七五年だが、食中毒菌の検出等衛生分野でも活用できるとあって、世界のバイテク薬品のほぼ三分の一はモノクローナル抗体となって

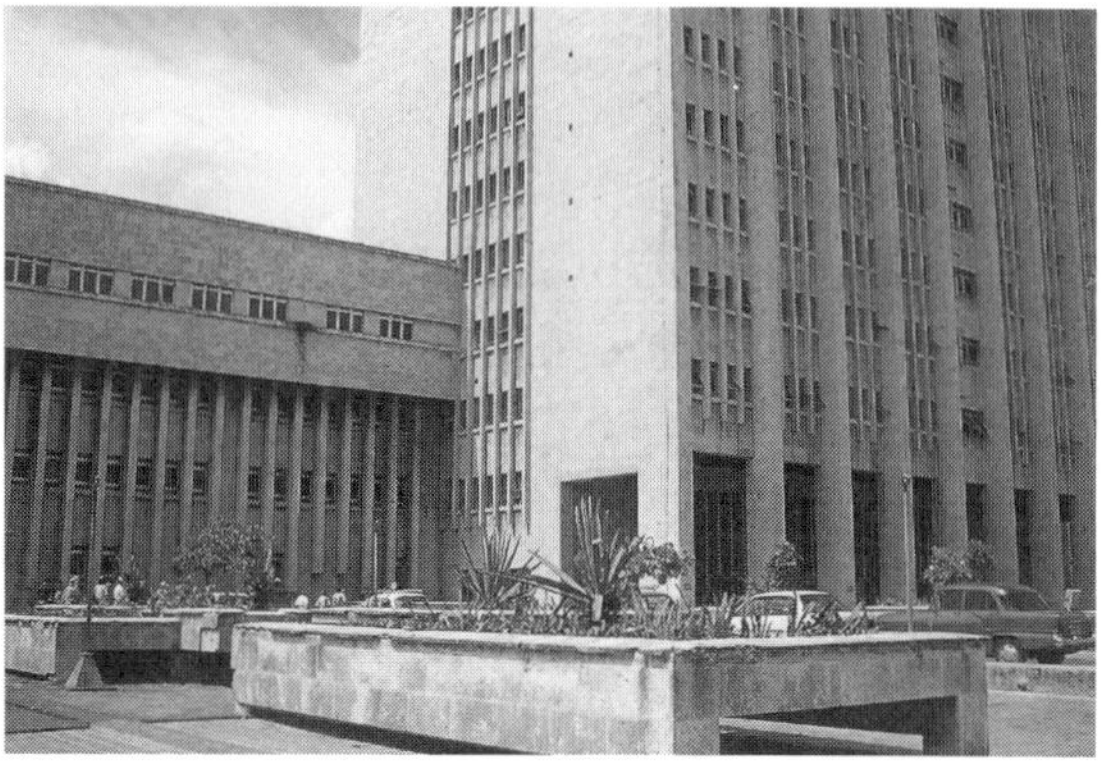
キューバ最大の総合病院アルメイヘイラス病院では心臓移植をはじめ高度な外科手術も行われている

いる。キューバも一九八一年後半からモノクローナル抗体に着目し、一九九四年には分子免疫センターを設立して増産体制に入ったのだ。これも外貨獲得の主力製品のひとつで、現在、三五カ国以上に輸出されている。

独自の心臓発作治療薬や火傷治療薬もある。再びカストロの説明を聞いてみよう。

「火傷をした皮膚に使われる上皮成長因子は非常に高価なものだが、われわれはこの技術も制した。梗塞が起きてから六時間経っても、それを止めることのできるストレプトキナーゼも開発されている。この心臓発作治療薬を遺伝子工学で生産しているのは世界で唯一わが国だけだ。他国のものは遺伝子組換えではなく、これほどの効果はなく数倍もコストがかかるのだ」

上皮成長因子とは、一九六二年にスタンリー・コーエン博士が、マウスの唾液腺から発見した細胞の成長や増殖に重要なタンパク質だが、キューバは、遺伝子工学を用いて動物実験用に大量生産してきた。それが、火傷治療薬の開発につながった。以前は旧東欧圏に輸出されてきたが、ソ連崩壊後は広く世界に販売されている。

診断用の優れた技術もあり、エイズ、B型肝炎、ヘルペス、シャーガズ病[注3]、デング熱、ハンセン病、先天的欠陥等の診断には酵素免疫吸着剤、SUMAが活用されている。これも一九八四年に小児病院に導入されてから、直ちに全国に普及したオリジナル製品だ。ふつうエイズ等の診断にはエライザ法が用いられるが、SUMAはそのたった十分の一の試薬量ですむ。一九八八年からはブラジル、スペイン、コロンビア、旧ソ連圏諸国に輸出されている。

このようにキューバで生産・開発された医薬品を見ていくと、抗生物質、鎮痛剤、血管拡張剤、麻酔薬、抗凝血剤、ビタミン剤、筋弛緩剤といったありきたりの医薬品から、コレラ、血友病、狂犬病、破傷風、ジフテリア、百日咳、C型肝炎ワクチン、エイズや癌治療薬剤薬インターロイキン2、注4 アルツハイマー病治療薬と、世界各地から患者を呼び寄せるにふさわしい医療水準を備えていることがわかるのだ。

二人の狂った若者たち

貧しい開発途上国でありながら、先端医療においてもキューバがここまで進展を遂げてきたのはなぜなのだろうか。ひとつは、革命当初から経済発展の基礎として医師や研究者の養成に力を注いできたことがある。

「教育と科学にこそ、キューバの未来がある。わが祖国の将来は、科学のそれでなければならない」

一九六〇年、カストロはこう宣言し、科学技術を発展させるため、一八六一年に設立された「キューバ科学アカデミー」を再編成し、さらに新たな科学研究機関として、一九六五年に全国科学研究センターを設立した。

「それがキューバで初めての科学研究所でした。そこから、キューバの科学が始まったのです。科学者は以前からいましたが、制度としての科学はなかったのです」

ペドロ・クリ熱帯医学研究所のグスタボ・クリ所長はそう語る。クリ所長は、シエラマエストラ山中でのボランティアを終えた後、研究にさらに磨きをかけようと、カストロの呼びかけに応じて、一二人の仲間たちとともにセンターに加わった。

「私たちは、気が狂った医師たちと自称していました。なにしろ、医学だけでなく、数学から物理まで狂ったように勉強したのですから。そして、一九六八年には私はセンターの副所長を任命されたのです」

たった一二人からスタートした全国科学研究所はその後、優秀な研究者を輩出していくが、髄膜炎B型ワクチンを開発したコンセプシオン・カンパ博士もその一人だった。博士はハバナ大学で薬学を修めた後、その天才ぶりをいかんなく発揮し、最若手の科学者の一人として、一九七〇年代に多くの研究プロジェクトを立ち上げていく。博士の指導の下、フィンライ研究所は刷新され、多くのワクチンを作り出すことに成功した。博士も中産階級の出身だが、一〇代から革命に関心を抱き、貧しい人々のための識字キャンペーンで活躍した経験を持つ。四度ほどお会いしたが、実に謙虚な人柄で、髄膜炎B型ワ

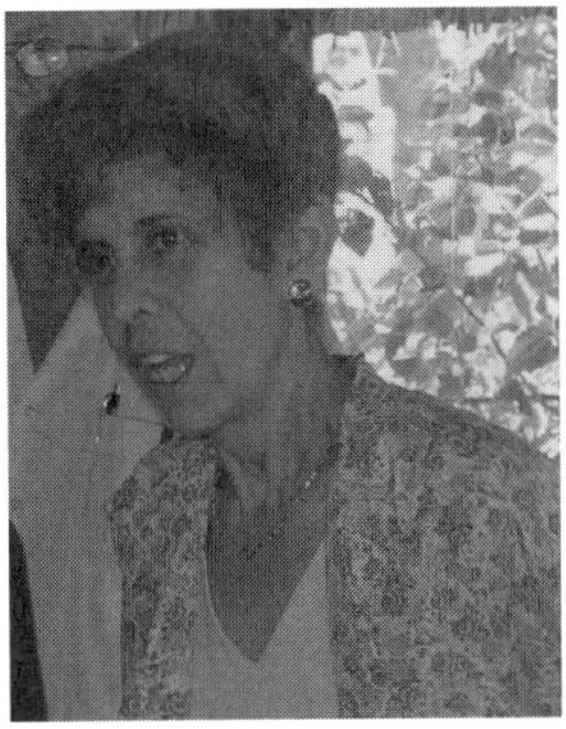
まず自分と自分の子どもを実験台に世界にひとつしかないワクチンを開発したコンセプシオン・カンパ博士

クチンの臨床試験を行う際にもまず自分と自分の子どもを実験台にしたという。予防医療と同じように、先端医療の礎もクリ博士やカンパ博士のように理想に燃える純粋な若者たちが築いてきたことがわかるのだ。だが、キューバが先端医療でさらなる飛躍を遂げるには、あるひとつの不幸な事件を経ねばならなかった。

注1――現在は英国系のグラクソ・スミス・クラインＰＬＣに吸収。世界で二番目に大きな製薬企業で全世界の製薬市場の七パーセントのシェアを占める。

注2――さらに二〇〇四年七月には、カリフォルニアにあるバイテク企業、キャンサー・バックスが、肺癌細胞に対し免疫系を刺激するキューバ製のワクチンの試験許可を米国政府から初めて受けた。キャンサー・バックスの社員は、国際会議でキューバの研究成果を目にしてから、この許可を得ようと努力したが、これにも二年を要している。

注3――別名、アメリカトリパノソーマ症。吸血性昆虫であるサシガメが媒介する原虫による感染症で、眼瞼腫脹、発熱、リンパ節や肝臓・脾臓の腫大の症状が起き、慢性化すると心筋や消化管に異常をきたす。

注4――免疫反応と関連するペプチドタンパク性物質。Ｔ細胞を活性・増殖させるだけでなく、Ｂ細胞やＮＫ細胞の活性化、ＬＡＫ細胞の誘導などの活性を有する。

2 デング熱とキューバのバイテク戦略

米国のバイオテロで三四万人が病気に?

デング熱という病気がある。マラリアと同じく熱帯や亜熱帯地域特有の感染症だ。もっとも媒介するネッタイシマカやヒトスジシマカは、空き缶の溜まり水の中でも発生するから、街中でも流行し、マラリアよりもいっそう始末が悪い。今後の地球温暖化でデング熱にかかる危険地域は確実に広がると環境省も警告していることから日本も全く無縁なわけではない。感染すると激しい頭痛や骨・筋肉痛に見舞われ、三八~四〇℃の高熱が続く。死亡率は一パーセント以下だが、重症の出血性デング熱にかかると死亡率も一〇パーセントとぐんと高まり、手当てが遅れると四〇~五〇パーセントが死亡する恐ろしい病気だ。

キューバでのデング熱の流行記録は一八二八年にまで遡り、一九七七年にも流行したことがあるが、出血性デング熱は八〇年間も症例がなかった。ところが、一九八一年の五～一〇月にかけ、突然大流行し三四万四二〇三人が冒される。ピーク時には毎日一万件もの患者が出るほどで、政府は直ちに防除薬剤マラチオン液を緊急輸入し、媒介蚊の駆除作戦を開始した。病院だけではとうてい足りず、寄宿舎を持つ多くの学校を隔離病棟にあて蔓延防止に努めた。だが、一万三二二人が重症の出血性デング熱に冒され、一五八人が犠牲となった。うち一〇一人はいたいけな子どもたちだった。いったい、どうして、突発的な大流行が起きてしまったのだろうか。

ペドロ・クリ熱帯医学研究所長のグスタポ・クリ博士はこう説明する。

「汎米州保健機構のデータによれば、一九八一年以前の出血性デング熱の報告事例はラテンアメリカ全域でもたった六〇ケースしかありません。加えて、流行したのは出血性デング熱を引き起こす東南アジア由来のウイルスタイプDEN一とDEN二でした。しかも、ハバナ、シエンフエゴス、カマグエイの三カ所で同時発生したのです。デング熱は蚊が媒介しますから発生源があるはずなのに、約三〇〇キロも離れて同時多発的に発生するとは思いもよらないことです」

カストロは一九八一年の七月二六日の革命記念日で「この病気がCIAによって国内に持ち込まれた疑いがあり、殺虫剤の輸出を米国に求めたが拒否された」と演説している。もちろん、翌七月二七日に米国国務省はCIAの関与を否定した。だが、クリ博士は鋭く目を細め、こう続ける。

「私はデング熱を遺伝学的に調べ、ニューギニア産であることを突き止めました。そして、三年後の

表2-1　キューバが主張する米国からのバイオテロ

1962年	ニューカッスル病（鶏の病気）
1971年	アフリカブタコレラ
1979年	サトウキビ錆病、タバコ青黴病
1980年	タバコ青黴病
1981年	急性出血性結膜炎
1996年	ミナミキイロアザミウマ（農業害虫）

一九八四年にニューヨークでキューバの外交官を殺害した犯人が捕まったとき、デング熱を持ち込んだことを白状したのです」

クリ博士の言う犯人とは、米国に亡命したキューバ人で、反カストロ・テロリスト・グループ、「オメガ七」のリーダー、エドアルド・アロセナである。アロセナは、殺人罪で裁判にかけられていたが、公判中に「数種の細菌を持ち込む任務を持ってキューバを訪れたことがある」とうっかり口を滑らしてしまったのだ。

「ソ連とキューバ経済に打撃を与えるため、バイオテロを仕掛けるつもりだった。だが、結果は、期待していたものとは違った。ソ連軍に対して使われるものだとばかり思っていたのに、キューバ人に使われてしまった」と後悔している。加えて、最近情報公開された機密文書から、米国陸軍が一九五六年と一九五八年に、ジョージア州やフロリダ州で特別に飼育した蚊の群を放ち、生物兵器になるかどうかの研究をしていたことが明らかになっている。そして、この実験で使われたのはデング熱を媒介するネッタイシマカだった。

こうした証言や文書は、デング熱がＣＩＡにより持ち込まれた容疑を色濃くする。だが、確証はないし真実はいまもわからない。

デング熱以外にも表（2―1）に掲げたようなバイオテロを米国から受けてきたとキューバ側は主張しているが、米国は米国で一九八二年にテロ国家のリストにキューバを載せている。両国間の対立は日本で想像する以上に厳しいものがある。だが、真偽はともかくとして、この不幸な事件はキューバに大きな恩恵をもたらした。デング熱が流行する最中に、科学者たちはバイテクを駆使して、わずか六週間で治療薬、インターフェロンを作り出す。奇しくも同年五月にキューバは高品質インターフェロンの開発に初めて成功したのだが、デング熱対策にそれが活用されたのだ。

インターフェロン生産で世界をリード

インターフェロンとはウイルス増殖を防ぐパワーを持つタンパク質で、どの脊椎動物も自分の身を守るため、インターフェロンを作り出している。一九五四年にその存在が見つかると、予防接種、血清療法、化学療法、抗生物質に続く画期的な発見と注目を浴びた。だが、人間の白血球から少量採取するだけでも、莫大な手間やコストがかかることから、当時はとうてい実用化には結びつかないとされていた。

だが、状況は、バイテクの進展でガラリと変わる。一九七二年の遺伝子組換えの初実験に引き続き、翌一九七三年には米国が大腸菌の特定遺伝子を取り出す増殖実験に成功する。そして、一九七九年には世界で初めて遺伝子組換え大腸菌を用いてインターフェロンが作られる。インターフェロンを初めて発見したのは故長野泰一博士だが、この快挙を成し遂げたのも日本人の谷口維紹博士だった。以来、遺伝子組換え技術を用いた大量生産技術の開発が米国やヨーロッパで競って行われ、旧ソ連の科学者たちも、その研究に着手していた。

一九八〇年一一月、ヒューストンのアンダーソン病院の癌の専門家、ランドルフ・リー・クラーク院長がキューバを訪れ、癌やウイルス病の画期的な治療薬としてのインターフェロンの最新情報がもたらされる。院長から直接話を聞き、関心を抱いたカストロは直ちに、マヌエル・リモンタとビクトリア・ラミレス両博士を、アンダーソン病院に派遣する。二人は、現地で米国よりもフィンランドの方がさらに研究が進展していることを知る。カストロ自身もモスクワの生物有機化学シェムヤキン研究所を訪れ、インターフェロンの研究実施状況を目のあたりにする。確信を強めたカストロは、遺伝子組換えによる製造技術を研究させるため、一九八一年に旧ソ連とフィンランドに六人のキューバの科学者を送り出す。

これが功を奏した。デング熱発生でインターフェロン緊急増産の必要性に迫られたキューバでは、全国科学研究センターが中心となり、バイテク推進の特別機関として、一二の研究所長からなるバイオロジカル・フロントを組織する。フロントには、キューバ科学アカデミー学長、高等教育大臣、厚生大臣、砂糖大臣も名を連ねたが、この新組織によってデング熱や急性出血性結膜炎の治療薬としてのインターフェロン生産設備の増築計画が立てられたのだ。

遺伝子組換え技術を利用したインターフェロン生産は、一九八〇年代後半に入ると日本を含め先進諸国で広まっていく。だがそれまでは、フィンランドに次ぐ主要生産国はキューバだった。この事実がさほど知られていないのにはわけがある。キューバはヨーロッパ、ラテンアメリカ、アジア、アフリカにも販売しようと、一九八六年にオーストラリアの薬品企業と協定を結ぶ。だが、米国からの圧力を受けて二年後にその協定は一方的に破棄される。以来、旧ソ連を中心とした共産圏にしか輸出できなかったのだ。

中央計画経済下でスタートしたバイテク開発

インターフェロンの研究は、その後も続けられていく。当初はハバナ西部の既存の研究所でなされていたが、バイテク産業発展の足がかりとして、一九八二年にはバイオ研究センターが設立される。

バイテク産業を育成することで、輸入医薬品に頼らず、先進国の多国籍企業から自立する。これは工業立国に向けたキューバなりの戦略だった。重化学工業とは違って、それほどインフラを要しないし、利益率も高い。貧しい開発途上国としては妥当な選択に目をつけたといえるだろう。とはいえ、バイテク産業を発展させる上では、知識や技術が欠かせない。多くの研究者は旧ソ連に留学していたから、研究開発も旧ソ連の科学技術に依拠するところが大きかった。旧ソ連でも遺伝子組換え細菌を用いたインターフェロン、インシュリン、成長ホルモン等の生産技術の開発研究が進んでいたのだ。だが、旧ソ連の体制下ではいずれの研究も具体的な輸出製品として結実することはなかった。中央計画経済の下で研究開発を進めた点ではキューバも変わりはない。だが、キューバにはソ連とは違い技術革新を生かし、産業として育成し、海外市場に売り出していく起業家精神があった。長期的な研究開発計画を立て、優れた人材を優先部門に配置する。日本の第一次吉田内閣の下で行われた傾斜生産方式を想起させるような戦略は、バイテク産業を発展させる上で大いに役立った。そして、人材育成にも力を注ぐ。たった一二人からスタートした全国科学研究センターは一九八三年には一〇〇〇人のスタッフと三五〇人の専門家を呈するまで成長したし、一九八三年には全国では三万三五〇六人がバイテク分野で働くまでになった。

一九八一年には将来の人材育成のため専門高校も新設する。試験科目は、物理、化学、生物、数学だが、一九八四〜八五年学期には六〇〇〇人が受験し、たった二〇〇人しか受からないほどのエリート校で、大学や研究所からの特別講師が教壇に立った。こうした努力が、バイテク産業創設に欠かせない人材確保につながっていく。

さらに、研究者たちは旧ソ連やフィンランドだけでなく、東ドイツ、日本、米国、カナダ、フランス、イギリス、スイス等に留学し、最先端バイテクを学んだ。そして、遺伝子組換え技術、分子ウイルス学、モノクローナル抗体生産、免疫化学、組織培養等の専門知識を祖国に持ち帰ることで、旧ソ連から学んだ技術をさらに進展させることができた。

当初はヒトの白血球を用いて生産されていたインターフェロンも、一九八五年以降は、遺伝子組換え細菌とイースト菌を用いて生産されるようになり、フランスのパスツール研究所をはじめとするヨーロッパの各研究所との協同研究も進められていく。

一九八六年七月には、バイオ研究センターにかわって、遺伝子工学・バイテクセンターがオープンする。厳しい資金繰りの中でも、一億五〇〇〇万ドル以上を投じ、日本製の走査型電子顕微鏡、高分解能透過電子顕微鏡、紫外可視分光光度計、タンパク質純化機、遠心分離機、イオン質量分析計、電気泳動設備、ガンマ・カウンター、DNAシンセサイザー等の最新式設備を取り揃えた。かくして、モンサント社のそれを除いては、世界最大規模のバイテク研究所がカリブ海に誕生した。その能力は、旧ソ連を凌駕したことはいうまでもなく、西側先進諸国とも対等に競いあえるほどのものだった。煎じ詰めれば、キューバの近代バイテク産業は、米国からのバイオテロに対抗するためのやむなき自衛手段から始まったともいえなくもない。だが、米国はソ連崩壊後の経済封鎖の強化という重荷を再びキューバにかけていく。

バイテク立国を目指した苦闘～カストロの賭け

ソ連崩壊と封鎖強化の影響は凄まじく、その対外貿易の八〇パーセント、輸入食料の三分の一が一挙に失われた。一九九〇年八月、「平和時のスペシャル・ピリオド」が発表され、危機を克服するため政府は緊急プログラムを立ちあげる。従来の五カ年計画は一カ年計画とされ、かつ、状況に応じて毎月調整されるようになった。しかし、この危機の最中でも、ＧＮＰの一・五パーセントを科学研究のために毎年投資し、スウェーデン、スペイン、ドイツ等に研究者たちを留学させ続けた。加えて、一九九二～九六年にかけ、キューバ版シリコン・バレーともいうべき、バイテク拠点をハバナ西部に建設するため総額一〇億ドルもの巨費を注ぎ込む。輸入できなくなった医薬品を代替し、逼迫した食料増産を技術面で支え、さらには新たな外貨獲得につながる輸出品を生み出すことが期待されたのだ。

フィンライ研究所長のコンセプシオン・カンパ博士は当時のことをこう語る。

「ある日、七万ドルもする最新型の超遠心分離機が欲しいと、フィデルに言ったことを覚えています。話を聞くと五分後にフィデルは『駄目だ』と言いました。ですが、続けてこう言ったのです。『カンパ博士、あなたは一〇万ドルを必要とするだろう』と」

それは、まさにカストロの賭けというべきものだった。カンパ博士らバイオ・フロントのメンバーたちも、一切の無駄を省くために協同研究体制を敷いて、科学アカデミーや農業系研究所と月に一回は会合を重ねた。

その努力は実った。バイテク製品の輸出は一九九〇年から始まったとされるが、正確な輸出額は国家機密とされ、部外者には明らかにされていない。各種報告数値も年間四五〇〇万～二億九〇〇〇万ドルとばらつく。物々交換の形を取っているケースも多い。だが、九〇年代の初期ですでにバイテク産業は年間七億ドル相当以上の価値をもたらしていると評価する専門家もいる。

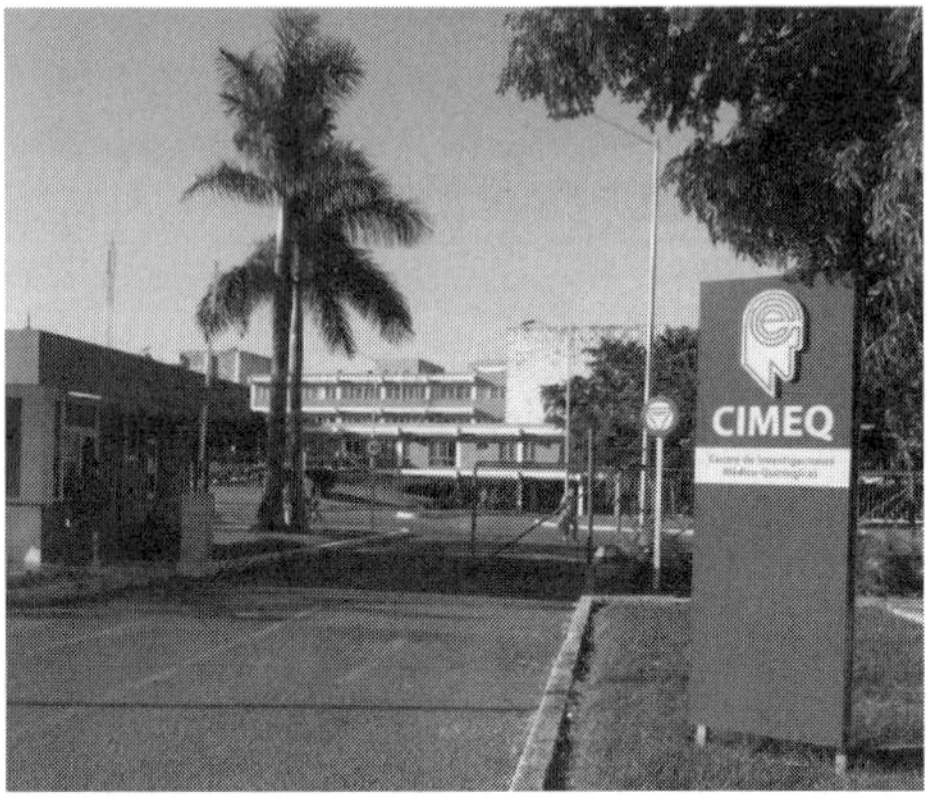

バイテク拠点にある国際神経回復センター。82カ国から患者が難病治療に訪れる。筆者が取材した日はちょうどパナマ大統領が視察訪問していた

バイテク拠点は、キューバでは「科学の柱」と呼ばれているが、遺伝子工学・バイテクセンター、全国科学研究センター、フィンライ研究所、ペドロ・クリ研究所のほか、分子免疫学センター、全国バイオ製品センター、免疫学検定センターと五二もの研究機関が集積している。一万二〇〇〇人以上が働き、うち七、〇〇〇人が科学者や技術者で一五〇以上もの研究プロジェクトが同時並行的に進められている。貧しい開発途上国でありながら一〇〇〇人当たりの科学者数は一・八人とEUのそれに匹敵する。バイテク分野では五〇〇もの特許を持つが、うち二六は米国のものだ。ラテンアメリカ最大の医薬品輸出大国として、その顧客リストには先進国を含め五〇カ国以上が並ぶ。加えて、イラン、中国、インド、アルジェリア、ブラジル、ベネズエラ、マレーシア等の開発途上国と技術提携を結び、各国のバイテク産業の立ち上げを支援している。

インドではキューバとのパートナーシップでB型肝炎ワクチンが生産されているし、中国でも液体インターフェロン生産プロジェクトの最終段階にある。旧ソ連、ヨーロッパ、オーストラリアとも、合弁事業、契約製造、研究等の協力協定を結んでいる。カストロの見込みどおり、バイテクはそれまでのサトウキビにかわってまさに国家の基幹産業となったのだ。

お金儲けとは縁がないバイテク開発

とはいえ、キューバはやはり普通の資本主義国とは違うところがある。各研究所は互いに競争していないのだ。遺伝子工学・バイテクセンターの創設者の一人でもあるペドロ・ロペス臨床試験部長が「キューバのバイテクの特徴のひとつは、全組織の団結です。どの過程にも多くのセンターが関わり、協働している点です。それが他国と比べた強みなのです」と口にすれば、カストロはさらにラジカルにこう主張する。

「資本主義では、すべての研究センターは、互いに戦いあっている。だが、わが国ではどの研究センターも互いに協力しあっている。資本主義では、どの病院も競争し、互いに戦いあっているし、同じことが医師でもいえる。だが、わが国では、どの病院も互いに密接に協働している。医師も科学者も誰もが互いに協力している。こうした例外的な状態が、科学を発展させているのだ。他のいかなる制度も科学者の間でかような団結や協力を求められない。社会主義ほど科学技術を進展させることができる制度がほかにあろうか」

カストロの指摘は、資本主義諸国が抱える矛盾点のひとつで正鵠を射ている。とはいえ、いささか現実を無視した主張だろう。研究者たちは、バイテク産業を基幹産業に育成していくには、国際ビジネス社会への参入が欠かせない現実を認めている。遺伝子工学・バイテクセンターのカルロス・ボロト副所長は、「マーケットを守るには特許が欠かせない」と同僚たちと議論してきたとき、カストロが研究室に入ってきたときのことをこう話す。

「この特許は何だ。諸君らは頭がおかしいように思える。われわれが特許を好まないことを忘れてしまったのか」

だが、ボロト副所長はこう反論した。

「フィデル、第三世界諸国に医薬品を寄付するにも、まず自国をかばう必要があります」

副所長は、資本主義のルールを学ばせるため、同僚をカナダに留学させＭＢＡ（経営学修士）を取得させた。そして、センターの主力製品を販売する専門機関として、一九九一年にエベル・ビオテクを付置している。エベル・ビオテクは、六〇カ国と取引関係を持ち、年間に三〇〇〇万ドルを売り上げているることから、多国籍企業のようだといわれることもあるという。だが、エベル・ビオテクの副所長、カルロス・マヌエル博士は発想が根本から違うのだ、と否定する。

「私たちは多国籍企業とは本質的に異なります。なぜなら、私たちは国家と同じ旗の下で働き、金銭的な目標よりも、むしろ社会的で人間的な目標をわかちあっているからです。ワクチン開発の目的はお金を稼ぐのではなく、命を落とす子どもたちを減らすことにあります。もちろん、タダでワクチンをさしあげることはできませんし、売らなければなりませんが、お金はバイテク産業の目的ではなく、あくまでも手段なのです」

3 世界の人々のためのワクチン

世界初の人工合成抗原ワクチン

ヘモフィルスインフルエンザｂという病菌がある。日本ではあまり馴染みがない。というより、流行性感冒の一種と思われるかもしれない。だが、インフルエンザとは全く別の代物だ。こんな紛らわしい名前が付いているのは、以前はこの菌がインフルエンザの原因と考えられていたためだ。それはともかく、これは実に厄介な病菌で、成人になれば免疫ができるが、乳幼児に肺炎、喉頭蓋炎、脳や脊椎膜の髄膜炎等の重症疾患を引き起こす。治っても知能障害や聴覚障害などの後遺症が残るし、手当てが悪ければ死ぬこともある。ハバナ大学合成抗原研究所長のヴィセンテ・ベレス博士は病菌をこう説明する。

「全世界では、五歳以下の子どもがかかる伝染病のほぼ半分をこの菌が引き起こしています。そして、世界の子どものたった二パーセントしかこの病気から守られていないのです」

一概に二パーセントといっても国によって状況は違う。以前は、先進国でも毎年約二万人が感染し、その三分の二は髄膜炎にかかっていた。米国でも、子どもの細菌性髄膜炎の最も一般的な要因で、五歳以下の子どもの二〇〇人に一人がかかり、毎年六〇〇人が死んでいた。だが、一九九〇年にワクチンが開発されたことで、感染率は九八パーセント、五歳以下の乳幼児のそれは九九パーセントも減った。事実上根絶されたといっていいだろう。ワクチンもあって、使えば治る病気になったのだ。にもかかわらず、いまも世界では、毎年三〇〇万人以上がこの病気に冒され、七〇万人もの子どもや五〇万人の乳児が死んでいるのはなぜだろうか。それは、ワクチンが一投与量当たり五ドルもする上、効力を完全に発揮させるには年に三回もの接種が必要なため、貧しい開発途上国ではとても手が出ないからだ。キューバもいまから一五年前はそうだった。ソ連崩壊後の深刻な経済危機の中、病気が発生してもワクチンを入手できなかった。景気の回復とともに一九九九年一月からは、ようやく予防接種を始めるが、当時でも一投与量当たり三ドルもするワクチンを海外から購入し続けるのは辛かった。なんとか、廉価に量産できる術はないものか。キューバは模索していた。そして、四年後の二〇〇三年一一月にハバナで開かれた国際バイオテクノロジー会議の基調講演で、ベレス博士はこう語るのである。

「六年かかりましたが、新ワクチンがやっと完成しました。翌一月からは国家予防接種プログラムに導入されるでしょう。一番大切な点は、それが子どもたちの健康につながることです。多国籍企業の高額のワクチンに頼るしかなかった貧しい国々も、いまやさほど高くない代替手段を手にすることになったのです」

しかも、新ワクチンはただ安いだけではなく、自然多糖類を用いた世界初の人工合成抗原ワクチンだったのだ。

カナダと協働開発された新技術

このワクチンのどこが目新しく、画期的な代物なのか、少し補足説明をしておこう。世界で初めてワクチンを発明したのはイギリスの田舎町の町医者エドワード・ジェンナー（一七四九〜一八二三）だが、それまでの人類史はまさに病原菌との戦いだった。とりわけ、天然痘は、世界中で不治、悪魔の病と恐れられ、独眼竜こと伊達政宗も幼少期に天然痘で右目を失っている。天然痘がこの地球上から根絶されたのは一九八〇年とほんの二五年前のことでしかない。注1

ジェンナーがワクチンを発明したきっかけは「牛痘にかかった人間は、その後は天然痘にかからない」という農民たちの間に古くから伝わる言い伝えだった。天然痘に比べれば、牛痘ははるかに軽い病気だ。ならば、とジェンナーは八歳の少年に牛痘を注射してみた。少年はすぐに牛痘にかかったが六週間後には回復した。ならばと、いよいよ本命の天然痘を接種してみた。だが、少年は見事、病気にかからなかった。人類がワクチンを初めて手にした瞬間だった。注2とはいえ、この奇跡の発見はなかなか認められず、村人たちは「牛痘を注射されると牛になる」と恐れたりした。

なぜ、ワクチンがウイルスや細菌に有効なのか。根拠を理論的に解析し、ワクチンの名付け親となったのがかのルイ・パスツール(一八二二〜一八九五)である。人間には、ウイルスや細菌が体内に侵入すると「異物」として認識し、抵抗物質を作り出す仕組みが備わっている。免疫機構の中心をなす抗体反応だ。この反応を誘起する物質を「抗原」と呼ぶ。だが、この抗原は、毒性を弱めた病菌でもできる。病気にかからない程度に弱らしたウイルスや細菌をあらかじめ体内に仕込んでおけば抗体ができ、いざ本物の病原菌が侵入してきても戦える。これが予防接種の基本原理だ。

同じ理屈で、ヘモフィルスインフルエンザb菌ワクチンも、まず菌を培養して抗原を作ることから始める。ところが、二歳未満の乳幼児では、タンパク質成分を含まない抗原だけだと免疫反応が起きない。そこで、前もって別に準備しておいたタンパク質と抗原とを結合するという処理が必要になってくる。いま先進国で広く用いられているのはこの結合型のワクチンだ。製造過程が複雑なためにどうしても値段が高くなり、生の菌を用いているためにわずかとはいえ感染リスクも残ってしまう。だが、キューバが開発した新ワクチンは、化学合成抗原だけで抗体ができるから廉価にして、かつ、安全なのだ。

キューバでは、競争よりも協働作業でバイテク研究が進められていることについては、すでに述べた。このワクチン開発もその一例といえる。

「それはわが国に蓄積された知性の賜物です。ワクチン開発には三〇〇人以上の技術者や様々なバイテク機関が参加しています」とベレス博士が説明するように、博士の合成抗原研究所が合成抗原の開発に取り組めば、抗原機能を発揮させるタンパク質キャリアーはフィンライ研究所が、二種類の化合物の結合プロセスの研究は遺伝子工学・バイオテクセンターが受け持ち、全国バイオ製品センターは、ワクチンを投与量サイズで瓶に詰めて製品化する。そして、「Quimi-Hib」の商品名でのマーケティング戦略を担うのはエベル・ビオテクだ。そして、このワクチン開発には、国内での連携プレイに加え、国境を越えた協働研究も一枚噛んだ。

 ことは一九九四年にオタワで開かれた国際炭水化物会議で、ベレス博士がオタワ大学のレネ・ロイ教授と出会ったことに始まる。ロイ博士はフランス系カナダ人だが、ベレス博士も旧ソ連やフランスで化学を学んだ縁がある。博士はロイ教授を翌一九九五年にハバナで開催された国際会議に招待し、二人の協働研究が始まった。

 研究の要は、それまでキューバで進められてきた抗原のリン酸塩結合過程を単純化する斬新な方法をどう発見するかにあった。そして、二年の研究後にやっとその答えが見つかる。ロイ博士の解説を聞いてみよう。

「一度に結合させるのではなく、ちょうどジッパーのようにリン酸塩を次々と続けて結合させる方法を考え出したのです。このジッパー結合技術は、それまでの技術よりもシンプルで競争力もある斬新な発見でした」

 二人はこの発見をオタワ大学とハバナ大学の共同知的財産とした。

88

どんなワクチンであれ製品化するには、臨床試験が必要だ。合成抗原研究所でのウサギの実験から、合成抗原でも抗体反応が起き、かつ、できた抗体がヘモフィルスインフルエンザb菌に効くこともわかっていた。だが、人体への最終テストが残っていた。

ベレス博士は当時のことをこう想起する。

「まず、自分が最初のボランティアとなりました。一週間後に抗体反応が起きなかったので不安になりましたが、二週目には良い反応が得られたのです」

ダブル・ブラインド・テストの臨床試験は、ペドロ・クリ熱帯医学研究所と遺伝子工学・バイテクセンターが組織し、一九九九年から七回執り行われた。中でも、カマグエイ州でなされた乳児への試験は、博士の人生の中でも最も感動的なものだったという。

両親の了承を得た上で、約一一〇〇人の乳児が、二カ月、四カ月、六カ月と接種を受け、さらに一八カ月のよちよち歩きになった段階でも再接種された。二〇〇三年五月までに得られた結果は、九九・七パーセントの抗体反応という驚異的な数値を示した。同年一一月六日、新ワクチンはキューバで登録された。

第三世界の子どもたちの命を守るための戦い

いま新ワクチンは遺伝子工学・バイテクセンターの近代プラントで生産されている。年間に必要とされるのは約三五〇万投与量だが、すでに一〇〇万以上が生産され、将来的な海外販売も見越し、数億投与量の生産準備がなされている。だが、ハバナ大学とオタワ大学は、開発途上国に対しては、販売ロイヤリティを放棄している。ベレス博士は理由をこう語る。

「そう決めたのは、第三世界の子どもたちを守るための私たちの戦いの一部だからです。もし、子どもたちのことを気遣わないとしたら、それは未来も気にかけないことになります」

いま世界では肺炎球菌でも毎年三〇〇万人もの子どもが命を落としている。ワクチンはあるものの、米国産のそれは四回の投与量で二五〇ドルもする。とても買える代物ではない。そこで、キューバは肺炎球菌の廉価なワクチン開発にも取り組んでいる。

キューバ国内の伝染病感染率は、様々なワクチン開発によって、かなり抑制されている。細菌性髄膜炎は〇・三パーセント、腸チフスは〇・一パーセント、破傷風とマラリアは完全に根絶され、デング熱の流行も止まっている。インフルエンザと肺炎はまだ約八パーセントの死亡率があるものの、それを除けば伝染病による死因は〇・九パーセントにすぎない。キューバ人たちは生きているときは貧しくても、死ぬときは金持ちと同じ病気で死ぬといわれるゆえんだ。

「それは、すべての子どもに一三種ものワクチン接種をしているからです。私は四五カ国を訪れたことがありますが、どの国にもこれほどの保護制度はありません」と熱帯医学研究所のグスタポ・クリ所長は胸を張る。そして、国内の伝染病をほぼ制圧した後、その余力を他の貧しい開発途上諸国に向けている。全国科学センターとフィンライ研究所と協働で、コレラ・ワクチンを開発・生産し、モザンビークで試験をしているという。キューバではコレラはすでに一九世紀に根絶された病気だ。なぜ、多くの時間や資金、労力を割いてまで国内では不必要なワクチン開発に力を注いでいるのだろうか。その疑問にクリ所長はこう答える。

「それが第三世界のためのワクチンだからです。いま全世界では、毎年一三〇〇万人以上が伝染病で死んでいますが、その三人のうち一人は、感染病によるものです。インフルエンザ、肺炎、エイズ、マラリア、結核、はしかです。ウルグアイで髄膜炎が突発したときも、同国とは外交関係は一切ありませんでしたが、ワクチンを無料で贈りました。世界にこのような取り組みをしている国はほかにないと思うのです」

クリ所長は壁にかかった若きカストロの古びた写真を指し示しながら、こう続ける。

「この研究所ができたときに訪れたフィデルは『われわれの原則は人類の幸せのために働くことにある。ここはキューバのためだけの研究所ではない。全人類のための研究所なのだ』と語ったのです。私は、世界のために働くことにとても充実感を覚えています」

クリ所長は「この研究所ができたとき」と表現したが、これには若干補足が必要だろう。いまでこそ、ペドロ・クリ熱帯医学研究所は五・二ヘクタールもの広大な敷地内に一〇階建ての建物が立ち、七〇〇人もの所員を抱える伝染病研究の筆頭研究所となっている。だが、研究所の歴史はグスタポ所長の父親であったペドロ・クリが、ハバナ大学内に熱帯医学研究所を創設した一九三七年にまで遡る。当時から研究所は、マラリア、フィラリア、肝臓肝蛭症、アメーバ症、腸内寄生虫等の研究に取り組み、他のラテンアメリカ諸国や米国からも学生たちが学びに来るほど、画期的な成果をあげていた。だが、ペドロ・クリが一九六四年に死去すると所員もたった一四人になるほど衰退していた。

それを再生したのが、革命政権だった。急を要する国内の医療問題に一応片がつくと、一九七九年に、グスタポ・クリ博士を新所長に迎え、厚生省の付属機関として研究所を再構築したのである。新生クリ研究所は、世界各国や国連開発計画（UNDP）、世界銀行、世界保健機関等との協働研究体制も育み、以前の伝統を継承し、一九八〇年以来、七二カ国からの留学生一八〇〇人を含め、二万人以上の学生たちを教育してきた。

「熱帯医学研究所は、ラテンアメリカは無論のこと、それ以外の国々からも賞賛されています。そして、ハーバードにあるひとつの病院よりもはるかに少ない経費で、重要な基礎研究を行い、ワクチン開発を支援し、全世界から訪れる何千人もの研究者を指導してきました。すべてはクリ所長の指導力の賜

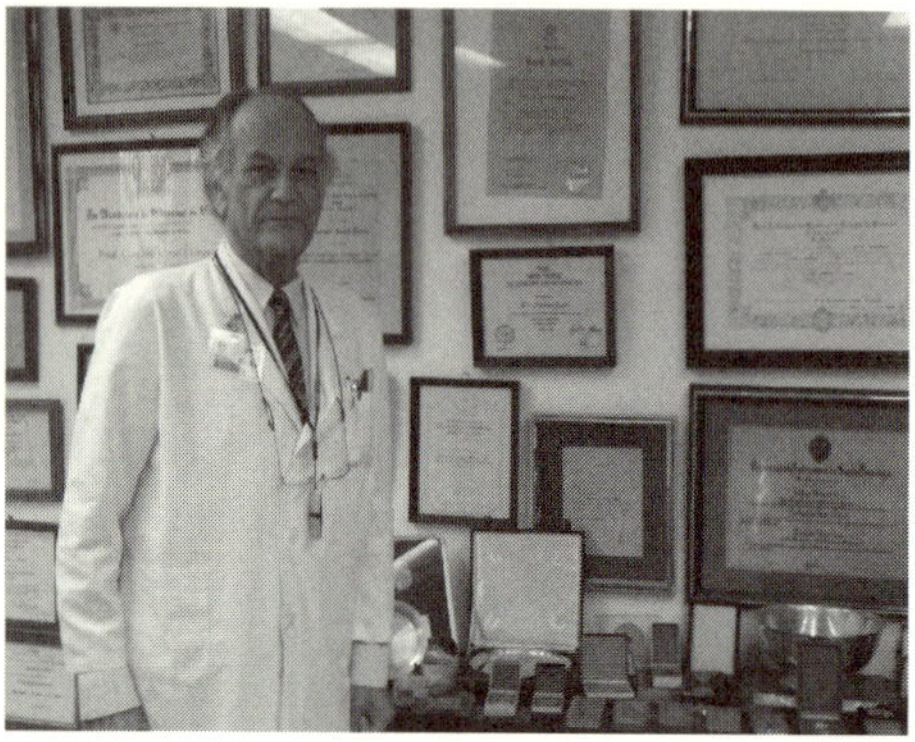

開発途上国の医療問題に熱弁をふるうグスタポ・クリ熱帯医学研究所長

物です」

クリ博士の友人でもあるハーバード・メディカル・スクールのポール・ファーマー教授はそう評価する。ハーバード・メディカル・スクールとの交流も以前は盛んになされていた。だが、ブッシュ政権になってから、米国市民の学術交流のための渡航許可が廃止されたため、いまはメールでのやり取りしかできない状態となっているという。

加えて、日本と比べれば施設もお世辞にも立派とはいえない。会議室の椅子もところどころ綻びている。だが、そんな内心を見透かしたかのように「いま、あなたが座っているその椅子には」とクリ所長は言う。「三日前にはニカラグアの厚生大臣が座っていました。そして、ニカラグアの福祉医療政策をどう改善するかを論じあったのです。人類史を顧みれば、英雄とされるアレキサンダーもナポレオンも何万人もの人々を殺しています。ナポレオンの墓も訪れましたが、ヒトラーとどこが違うのかと思うのです。人間はもっとまともにならなければなりません。例えば、アフリカ大陸は貴金属の宝庫ですが、ある国では四割近くがエイズで亡くなっている。エイズの状況は本当に危機的です。もし、何らかの手を下さなければ、アフリカはエイズで滅亡してしまうでしょう。それは人類に対する暗殺です」。グスタポ・クリ所長は、強い言葉でエイズへの危機を訴えた。では、キューバはエイズにどのような戦いをいどもうとしているのだろうか。

注1——世界で初めて、使用された生物化学兵器は天然痘である。一七六三年、北アメリカで英軍を率いていたアマースト将軍によりインディアンたちに毛布がプレゼントされたが、それにはあらかじめ天然痘のかさぶたがすりつけてあった。

注2——ジェンナーに先だつこと六年、寛政二年（一七九〇）に秋月藩の藩医、緒方春朔が人痘種痘法を実施している。その効果はめざましく、春朔は「これを用いるに百発百中、応ぜざるは一つもなし」と語っている。

4 恋愛大国キューバの対エイズ戦略

輸入血液製剤をすべて破棄

一時は人類を滅ぼす病と恐れられたエイズも、防止キャンペーンの努力や治療薬が開発されたおかげで抑制されつつある。だが、クリ熱帯医学研究所長が指摘したように、それは先進諸国に限ってのことだ。世界ではいまだに猛威をふるい、患者は四〇〇〇万人に達するといわれる。最も蔓延しているのは、サハラ以南のアフリカで、感染率が三五パーセントものボツワナでは、子どもの九〇パーセントがエイズにかかり三〇歳までしか生きられないという。これに次ぐのがカリブ地域で、例えば、ハイチの感染率は四〜五パーセントにも及ぶ。だが、キューバはエイズ防止でも健闘している。一五〜四九歳の感染率は〇・〇三パーセントと世界でも最も低いのだ。

「キューバはエイズを完全に抑え込んでいます。全く感染が広まっていないのです」

二〇〇三年にデンバーで開かれた米国科学振興協会の年次総会でこう述べたのは、一九九五年から、キューバへの人道援助に取り組んでいる米国のNPO、「キューバ・エイズ・プロジェクト」のバイロン・バークスデール博士だ。

アフリカ諸国では、母子感染がエイズ抑制上の大きなネックとなっている。だが、キューバでは、陽性反応が母親に出れば直ちに抗エイズ剤アジドチミジン（AZT）で治療した上、帝王切開で分娩されるから、産道でウイルスに感染することはない。

「陽性反応の出た母親全員に帝王切開をするなど米国では思いもよりません」

バークスデール博士はその防止対策に舌をまく。キューバではなぜこうした万全の対応策が取られているのだろうか。

エイズが初めて登場したのは、いまから二五年前、ロサンゼルス在住の同性愛の男性から症例が報告された一九八一年のことだった。当時は実態がまだよくわからず、「エイズ」という言葉を使うことすらタブー視され、レーガン前米国大統領は公開演説で、その単語を口にすることを差し控えたりした。この偏見がエイズへの対応策を遅らせ、薬害事件の遠因にもなった。事件は世界各国で起きたが、その対応が最もお粗末だったのが日本だ。加熱処理製剤が開発された後も二年四カ月以上も非加熱製剤を使い続け、一五〇〇人もの被害者を出してしまっている。

だが、キューバは違った。国民を守るためいち早く行動を起こした。一九八三年八月に厚生省内に「国家エイズ防止管理委員会」を設置。同委員会は、既存の血液製剤を破棄すると同時に輸入を禁止し、国産での製剤製造に着手する。同時に患者を早期発見する疫学監視体制も整えた。一九八五年一二月には「国家エイズ防止管理計画」を立ち上げ、二〇〇〇万米ドルの予算を投じて、七五万個のエライザ法診断キット[注1]を国内の全血液銀行や四二ある診断センターに導入し、献血のチェックも始めている。

このいささか過剰ともいえるキューバの危機管理は、一人のキーマンを抜きにしては語れない。ペドロ・クリ熱帯医学研究所の副所長ホルヘ・ペレス博士だ。博士もクリ博士やカンパ博士と同じく、革命が育んだ良心的な知識人である。博士は、ハツカネズミやカエルを解剖したりして、心臓病の医師になることを夢見ていた子どもだった。だが、革命が少年の人生を変えた。博士の父親は自動車の運転手だったが、当時のバティスタ政権の腐敗ぶりに異議を唱えたために警察に捕らわれ投獄されてしまう。この不幸な経験が博士の関心を政治に向かわせ、わずか一四歳で革命軍に参加し、空軍パイロットの訓練を受けることになる。だが、医師への夢を捨て切れなかった博士は、識字教育運動に参加した後、ハバナ医科大学に入学し、ペドロ・クリ研究所の研究者となったのだ。

一九八三年八月にワシントンで開催された全米健康機構の国際会議を通じてエイズ問題の深刻さを知った博士は、入手できる限りのエイズ文献を読みあさり、さらに最新情報を入手するため、海外に職員を派遣したりし、エイズ防止に尽力する。だが、博士らのこうした努力にもかかわらず、キューバはエイズ発生を防げなかった。一九八五年一二月、モザンビークから帰国した男性にエイズ患者第一号が出てしまったのだ。患者は、すでに入院していたが、診断結果を知れば自殺するかもしれないとの配慮から本人にはその病名は伝えられていなかった。だが、人間味あふれるペレス博士は真実を告げ、「これで人生が終わるわけではない」と励ました。

患者全員をサナトリウムに強制収容

だが、治療の甲斐もなく患者は翌八六年四月に死ぬ。同月政府は国内にエイズ感染者がすでにいること、そして、感染第一号患者が死去したことを公表し、全世界に物議をかもしたユニークな「対エイズ戦略」を展開することとなる。

その戦略を象徴するのがハバナから数キロ郊外の浜辺沿いにあるロス・ココスというサナトリウムだ。グラウンドの芝生はきれいに刈られ、建物のペンキも目新しく、一種の高級リゾート地にも見える。エイズ患者はここで無料治療を受けている。入院中も通常どおり給料が支給され、牛肉、アイスクリーム、ミルクといった高タンパク、高カロリーの栄養食も提供されている。「こんなことは、キューバ以外では前例がない」。一九九三年にサナトリウムを訪れた米国公衆衛生協会の視察団は驚いている。当時は、ソ連崩壊後の経済危機の最中だったが、それでも政府はエイズ予防や治療を含めた福祉医療制度の維持に精一杯努めていたのだった。だが、普通の病院と違う点がひとつあった。患者は、見舞い客とは面会

表2-2　キューバのエイズ対策の進展

1986年1月：	国立エイズ研究所を開設
1986年4月：	サンティアゴ・デ・ラス・ベガス・エイズ・サナトリウムを開設。患者全員をインターフェロンで治療するものの行動を制限
1986年5月：	献血者全員と1981年以降アフリカにいた献血者全員をエイズ検査
1986年6月：	エイズ予防キャンペーン開始。観光業で働く者に検査を推奨
1986年9月：	1975年以降アフリカで働いた人々全員にエイズ検査を実施
1986年12月：	国産エイズ診断キットの生産開始
1987年：	性病を持つ患者や妊娠第1期の女性に検査を義務づけ。陽性の場合は中絶を推奨
1988年：	SUMA技術を用いた国産検査キットを導入

できたが、自宅に戻れるのは週末だけで、余生をここで送ることを義務づけられていたのである。

ペレス博士が立てた国家エイズ防止管理計画は、次の四つのプログラムに基づくものだった。

①多くの国民にエイズ検査を実施

②事例を疫学的に研究し、パートナーを特定

③陽性患者はサナトリウムに入院させ、専門的治療と教育を行い、エイズ感染を阻止

④防止に向けた教育と有効な政策の開発

表2−2に示したように、一九八六年から、海外から帰国した兵士や観光業、海運業、水産業、航空産業に従事する労働者、献血者全員を対象に、政府は大がかりな検査を実施していく。受診するかどうかは、あくまでも本人の意思に基づき、検査を受けたかどうかも他人には明かさない等の配慮がなされたが、後には妊娠初期三カ月の女性、入院患者、囚人、性病患者に

も検査対象が広げられ、疑わしい場合は、そのパートナーもチェックを受けた。そして、陽性反応が出れば、妊婦には中絶を推薦し、患者全員をサナトリウムに強制収容したのである。

これほど統制色の強い政策は、キューバのような社会主義国だから可能だったともいえる。政府は膨大な検査データを集約でき、それが感染封じ込めの一助ともなった。だが、世界の人権擁護団体は猛非難を浴びせかける。例えば、世界保健機関のエイズ・グローバル・プログラムを創設した米国の故ジョナサン・マン博士はサナトリウムのことを「きれいな刑務所」と称し、基本的人権を無視する政策だと酷評した。もっとも、米国ではエイズ患者は健康保険を失ったり、たとえ、保険を手にしていても失業したり、住宅さえなくす恐れがあるのだが、キューバのやり方は米国的価値観からすれば、とうてい受け入れられない政策だったのだ。

しかし、バークスデール博士が「ペレス博士は、エイズに対する人々の恐れや偏見を払拭しました」と高く評価しているように、批判を受けたキューバの政策はその後、新たな展開を遂げていく。例えば、患者と面会するには、親族や友人たちはわざわざハバナまで足を運ばなければならなかった。そこで、ペレス博士は自宅近くにサナトリウムを設けるよう提言し、全国一三州にサナトリウムが開設された。加えて、精神科医、ソーシャル・ワーカー、公衆衛生の専門家とともに、患者の職場復帰や学校への復学が可能かどうかの調査・研究を実施する。予想に反し、患者は同僚や家族には感染を広げていなかった。

「つまり、エイズも伝染病の一種で、教育さえ受ければ、ほとんどの患者は他人に病気をうつさないことがわかったのです」

ペレス博士の強い主張で、一九九三年一二月からは通院治療プログラムがスタートし、強制収容は一九九四年には終わりを遂げる。エイズとともにどう生きるか、薬物療法をどう受けるのか、他人にうつさないためにはどうするか。カウンセリングや教育を最低三カ月、サナトリウムで受けた後、本人が通院治療を希望すれば、専門家やファミリー・ドクターの定期診断や特別な栄養補助食品をもらいながら自宅静養できるようになったのだ。一九九五年末には、七六〇人のエイズ患者のうち、一九二人が末期症状を示さず、この通院治療プログラムに登録された。

エアコンも完備された快適なサナトリウムにとどまる患者もいたが、結果としては、入居患者はかなり減り、二〇〇三年九月には陽性患者の六〇パーセントが通院治療を選んだ。

「この自由選択ができるようになってから、検査を受けに来る人もずっと多くなりました」とペレス博士もその成果を認めている。

自力でエイズ治療薬を開発

話を戻す。批判を受けたサナトリウム政策だが、それにはキューバならではのやむなき内輪事情もあった。ひとつ目は、以前から感染の危険性がある患者をサナトリウムで隔離治療する習慣があり、エイ

図2-1　エイズ死亡患者の推移

（単位：人）

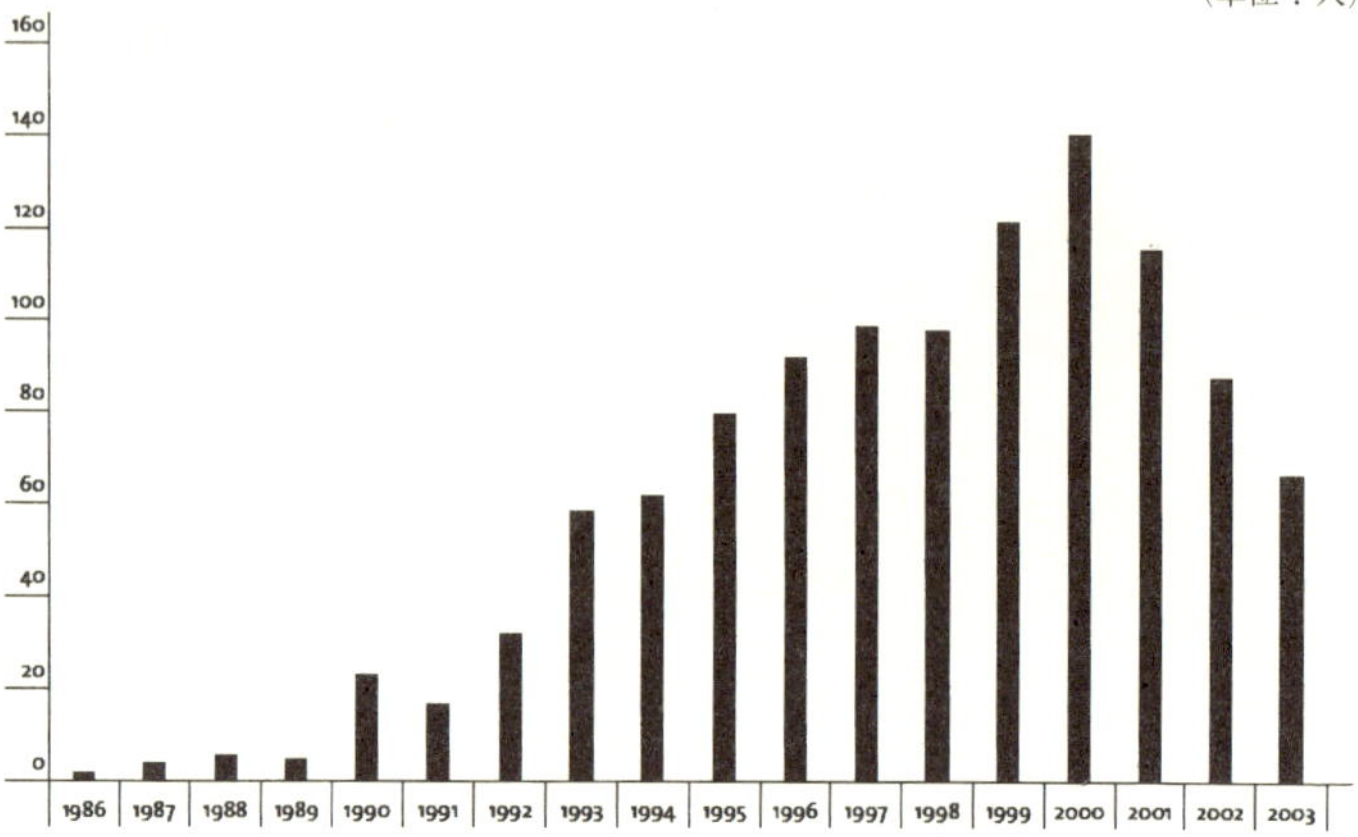

出典：ペドロ・クリ研究所

表2-3　エイズ治療薬の開発

1987年：	ZDVを治療薬として推奨
1988年：	国家エイズ患者センターをペドロ・クリ熱帯医学研究所内に創設。アジドチミジン治療を開始
1989年：	エイズ・ウイルス分離作業開始
1993年：	抗エイズワクチン開発を開始
1996年：	国産抗エイズワクチンの第1相試験開始
1997年：	陽性の妊娠女性全員に母子感染を防ぐためアジドチミジンを提供
1998年：	国家エイズ・性病予防センターを開設
2001年：	患者に対し国産抗エイズワクチンでの治療を開始

ズ患者も同列に扱われたこと。二つ目は、当時はサナトリウムが患者に提供できる唯一の対応策だったことだ。先進国ではエイズの早期治療にＡＺＴ等の薬剤が一般に用いられる。だが、治療薬の多くは米国の製薬会社が特許を取得していて、値段も高く、貧しい国はなかなか購入できない。キューバの場合はさらに経済封鎖がこれに輪をかけなおさら困難だった。厚生省は一九九六年に治療や母子感染の予防用に治療薬を購入し、一九九七年からは妊娠中の陽性患者全員にＺＤＶを提供しているが、一人当たりの年間治療費は一四〇〇〇ドルもかかっていた。年間平均給与がドル換算で二四〇から三六〇ドルしかない国なのだから、これがどれだけ巨額の治療費であるかがわかるだろう。加えて、血中ウイルス量の診断機器やＣＤ４検出器を確保することも困難だった。ＣＤ４とは、免疫機能をつかさどるヘルパーＴ細胞の表面にあるタンパク質だが、ウイルスは、これと結合して侵入し、細胞を壊す。だから、ＣＤ４の数をカウントすることが治療では欠かせないが、その機器が得られない。ハイテク機材だけでなく、経済封鎖は日常の性生活にも影を投げかけた。キューバでは年間に一億二五〇〇万個のコンドーム需要があるのだが、一九九五年ではこれが二三〇〇万個しか入手できていない。購入先は主にインドだが、米国で得られるものの三倍もかかった。

だが、こうしたモノ不足の中でも、医師たちはインターフェロン投与の臨床研究を続け、治療水準の向上に悪戦苦闘していく。一九九七年春にキューバを視察した米国のグループは、こんな感想を述べている。

「キューバでのエイズの治療水準は、他国と同等かそれを凌いでいる。経済封鎖にもかかわらず、陽性患者全員でCD四のカウントもなされているし、最新のプロテアーゼ阻害剤を含めた抗ウイルス治療薬が用いられている。現在米国でなされている治療手段をすべて施している」

治療薬の国産化を目指して一九九三年にはワクチン開発に着手したが、七種類もの自前の治療ワクチンを作り出すことにも成功する。[注2] 二〇〇一年の春からは、患者全員に薬物療法が施されることとなり、二〇〇三年末には、進行中の結核治療のため薬物療法を受けられなかった九人を除いて、一二九二人の陽性患者全員にも治療薬が提供された。以前の平均余命は一・二年で死亡率も二五パーセントだったが、それが七パーセントまで落ち、さらに、入院患者も半減していく。一人当たりの年間治療経費も八一一〜四三八八ペソ（三一〜一六九ドル）と、以前の八二〜四五〇分の一にもなった。

観光外貨という麻薬と住民総参加による予防作戦

「ですが、結果としては、エイズとの戦いに勝てなかったのです。観光が最大の脅威です。どこよりも観光部門でエイズが増加しています。さしたる理由もなく、誰もがコンドームを使いたがりません。エイズは他人事だと思っているのです。りんごのように甘く見える女性に毒があるかもしれないことがわからないのです」とペレス博士は嘆く。

一九八九年にはエイズ患者は六〇〇人以下だったのが、二〇〇二年七月までには、陽性患者は四二一四人にまで増えてしまう。しかも、そのほとんどが国内感染で、最も影響を受けたのは、一五〜二四歳の若者たちだった。

一五年前にキューバを訪れる観光者は年間に数千人にすぎなかったが、いまは二〇〇万人を超す。ソ連崩壊以降、外貨獲得の柱として観光に力が入れられているが、ツーリストたちの誰もがさんさんと光輝くカリブの太陽やサルサに惹かれてやってくるわけではない。ビーチには、若いキューバ女性と連れ立つ多くのヨーロッパの中年男性がたむろする。[注3]

一時間ばかりを観光客と過ごすだけで、月給よりも稼げるから、政府の度重なる取締りにもかかわらず、売春は後を絶たないし、エイズだけでなく、性病もかなり増えている。

ほぼ毎晩、客を求めて、ハバナ湾に沿うマレコン通りをぶらつくある女性は、「食べ物を買うお金が必要だから」と売春の理由を説明する。以前は、ほぼすべての生活必需品が政府から供給されていたが、経済危機で配給量は激減した。経済回復後も観光客が使う通貨、「CUC」でなければ買えない商品が増える。これまでエイズとの戦いでキューバが勝利をおさめてこられたのも、個人の自由よりも公益を重視する社会だったからだった。だが、自由化の流れは止められない。この困難な状況にキューバは住民参加型の予防キャンペーンで立ち向かっていく。

ある土曜日の朝。ハバナのセロ地区の中央公園でハバナ医科大学の医学生たちが、ダンスやゲームの

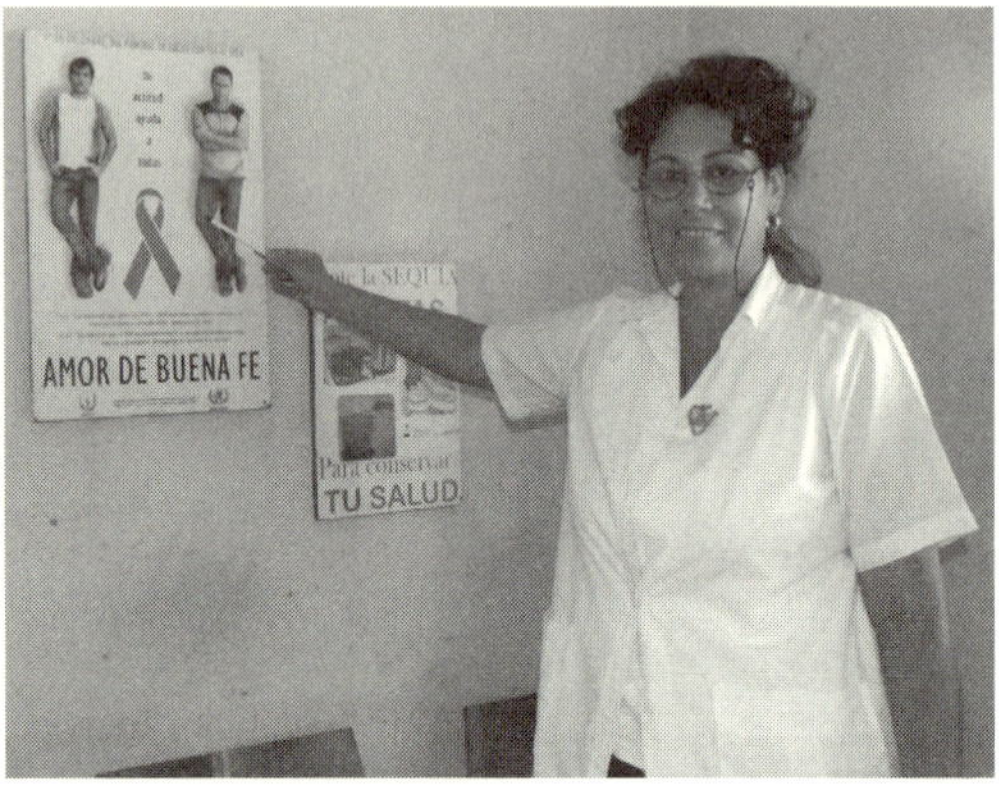

エイズ教育での成果を語るマリア・ビクトリア医師。ピナル・デル・リオ市内のファミリー・ドクター医院にて

指導をしている。ジーンズやTシャツとみんなラフな格好だ。二台のアンプからは、サルサの音楽ががんがん流れ、子どもやティーンエイジの若者たちに混じって、医学生たちも一緒に踊っている。

一時間ほどのダンスが終わると、第一章で登場したフェリクス・サンソ医師は「セックスの問題に興味がある人たちはベンチに集まって。君たちの疑問に答えるから」と呼びかける。若年たちが集まると医大生が、おもむろにコンドームの箱を開け、セックスについて説明を始める。口を使ってどう指にコンドームを付けるのかを実演すると、小さな子どもたちが、興味津々で前に群がり、真似をしたがる。まだ思春期にもならない少女が、コンドームをいきなりひったくると、ウエスト・バンドの下にそれを貼り付け自慢してみせる。医師は、その場にいた全員にコンドームをわたすと、子どもが遊べるよう残りは膨らまして破裂させてみせた。

この子ども若者も一緒になった陽気なイベントが、キューバ流のコミュニティでのエイズ教育なのだ。

国家エイズ防止管理計画は当初から予防を重視していたが、売春増加を背景に、さらに予防対策を重視させていく。

そのひとつは人材育成だ。高度な三次治療は研究所段階で行われるが、サナトリウムや州病院、市町村病院での二次治療、ファミリー・ドクターによるプライマリ・ケアでも対処できるよう、本格的な訓練がペドロ・クリ熱帯医学研究所で一九九八年からスタートする。二〇〇一年前半までには七〇〇人以上が訓練を受けたし、あわせて、医科大学にもエイズ治療講座が設けられ、二〇〇三年九月までには国内の一六九の全市町村段階で医療関係者が訓練を受けた。そして、臨床データもコンピュータ上でデータベース化され、ペドロ・クリ熱帯医学研究所に集積される制度も整えられる。検査も継続され、その数は毎年、約一五〇～一六〇にも及ぶ。

一九九六年にはハバナに全国性病・エイズ防止センターが創設され、コミュニティ・レベルで、安全なセックスのやり方が普及すれば、エイズ患者たちも、自分たちの経験を各集会や診療所、サナトリウムでわかちあっていく。テレビでもエイズ予防番組が放映され、陽性の検査結果が出た患者がインタビューに登場した。もともとあっぴろげな国民性もあるが、こんなことが可能なのも、エイズへの偏見が払拭された証といえるだろう。

米国国立アレルギー感染病研究所のモニカ・ルイスさんは取り組みを次のように評価する。

「それは、国が危機管理の柱となれる事例です。各国の対応は様々でしょうが、キューバの事例は政治的な意志がなければならないことを示しています」

国連エイズ合同計画のピーター・ピオット博士も「キューバが国民にエイズ検査をしたり、監禁していたとき、私たちの見解は大きく違っていました。ですが、そこには尊敬に値する価値があります」と後に先見性を評価している。

エイズ防止は、資金やインフラもさることながら、まず政治的な対応策の有無にある。政府にきちんとした意思さえあれば、キューバのように貧しい国であってもエイズ予防は可能だ。その実例を様々な予防策を通じて構築してみせたペレス博士はこう語る。

「長年付き添った患者は友人のようなもので、患者が亡くなることは、家族を失うようなものです。キューバは経済危機で苦しみましたが、もっと悲しいことは、教育や治療を受けられない国々をエイズが荒廃させていることです。製薬会社は人民の命の上に富を築いています。彼らも利益をあげなければならないことはわかりますが、それとこれとは別なのです」

だから、キューバは、成果を自国内にとどめようとはせず、他国ともわかちあおうとしている。二〇〇四年にハバナで開催されたカリブ海地域首脳会議、カリコムでは、廉価なキューバ産エイズワクチンを販売し、予防や治療の専門家を派遣することにあわせ、各国にエイズ予防トレーニング・センターを建設し、さらにキューバ内でも毎年五〇人の留学生を無料で教育したいと提案し、熱烈に受け入れられた。

これまで見てきたように、キューバのエイズ対策も、それ以外の病気と同じく、コミュニティに根ざす予防対策と高度なハイテク技術を駆使したワクチンという一見異質な二段構えの対応策からなっている。そして、経済危機は、これとはまた別のハイテクとローテクの意外な組み合わせをキューバ医療にもたらしていたのである。

注1――エライザ法（ELISA=免疫酵素抗体法）。血液中に抗体がなければ、陰性でエイズ・ウイルスに感染していないことになる。陽性反応が出れば、感染している可能性がある。

注2――まず作り出されたのが、zidovudine（ZDV）で、これに、lamivudine（3TC）、stavudine（D4T）、zalcitabine（DDC）、didanosine（DDI）とindinavir（IDV）の生産が続いた。現在はnevirapine（NVP）、abacavir（ABC）、efavirenz（EFV）、nelfinavir（NFV）が評価されている。

注3――売春は女性だけではない。現地の旅行エージェントは、若い日本女性の旅行者から「キューバの黒人の童貞青年を買いたいが、相場はいくらぐらい？」と尋ねられ困惑したことがあるという。

III

代替医療と電子情報ネットワーク

GNPマイナス35%。世界恐慌に匹敵する経済危機の中、キューバの医療を守ったのは、大胆な代替医療の導入とリナックスOSを通じてのその技術普及だった。

オープン・ソースで全世界に医療情報を無料で発信し続けるキューバは、もうひとつのウェブ2.0革命の震源なのかもしれない……。

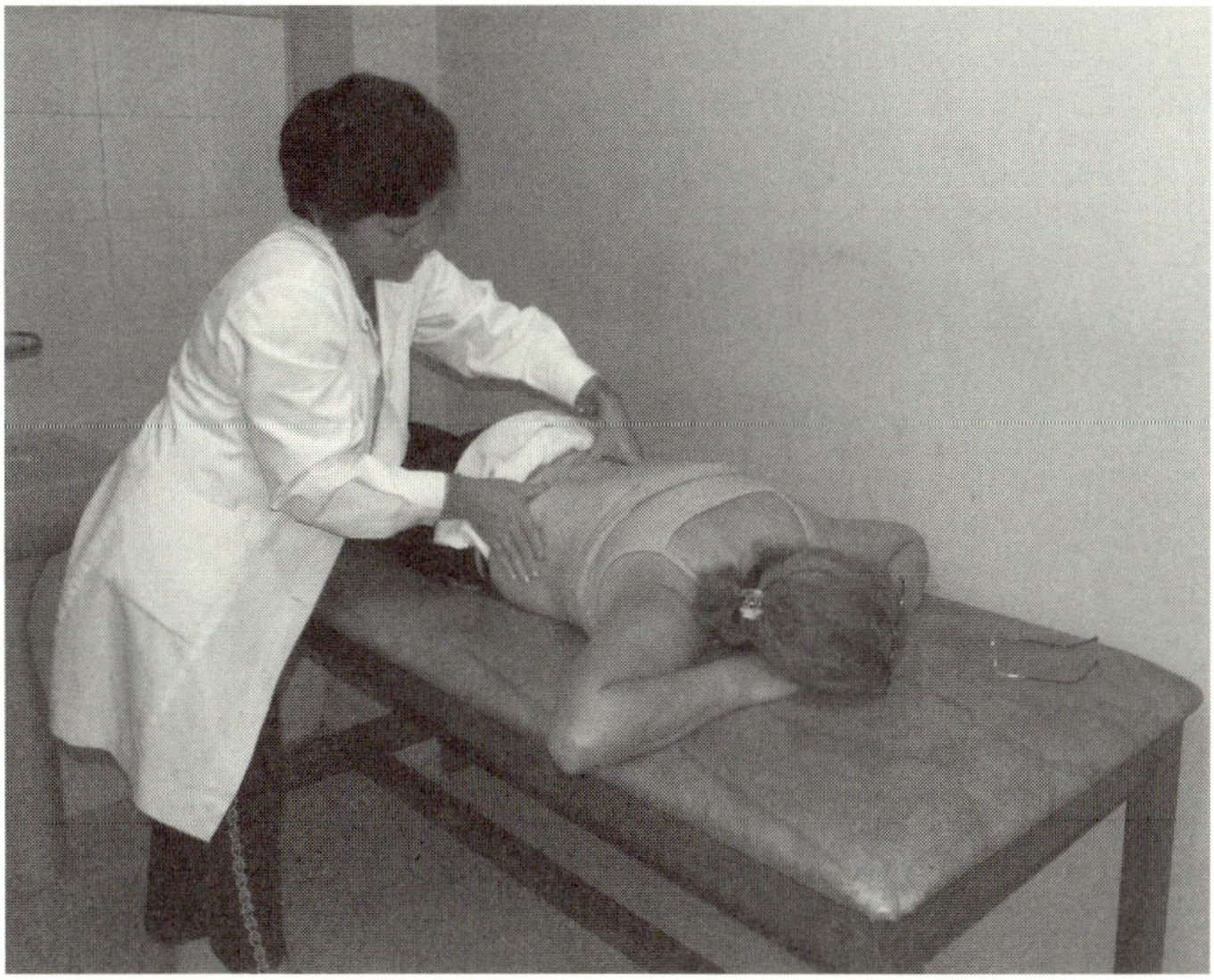

マッサージ治療を受ける患者さん。プラサ・デ・ラ・レボルシオン地区診療所

1 鍼灸、ハーブ、自然食、気功、ヨガ

経済崩壊の中で誕生した代替医療

磁石を取り付けたソファーに体格の良いおばさんがゆったりと腰掛けている（写真①）。

「毎日、二〇分はこうしています。足に腫瘍ができて痛くて寝られないほどだったのに、おかげで楽に安眠できるようになりました」。この磁石はミサイルの先端に付いていたものを軍から調達したものだと言う。

病室で看護師さんが水で溶いた泥をヘラで足に塗りつけている（写真②）。塗り終わると、患者は患部を日が差し込む窓に向け、乾かし始めた。

「足を挫いたため泥療法を施しています。この泥には硫黄成分が含まれているので、ニキビやヘルペスの治療にも効果があるのです」

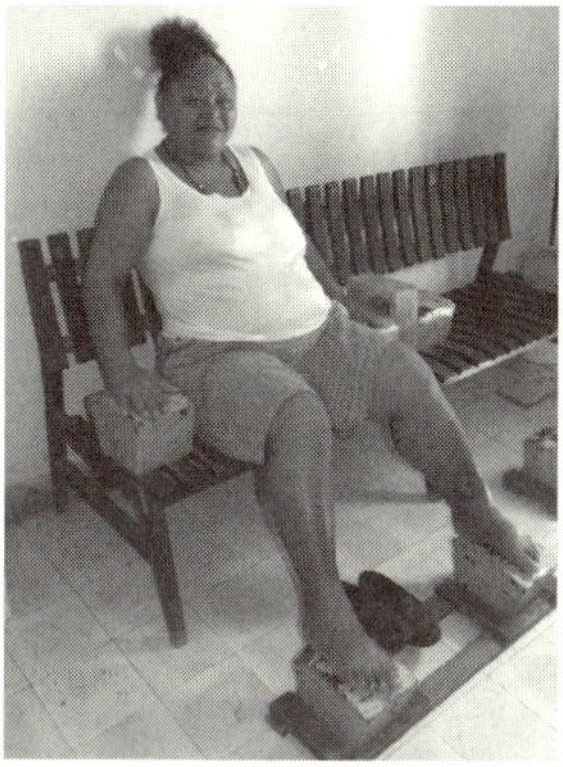

①

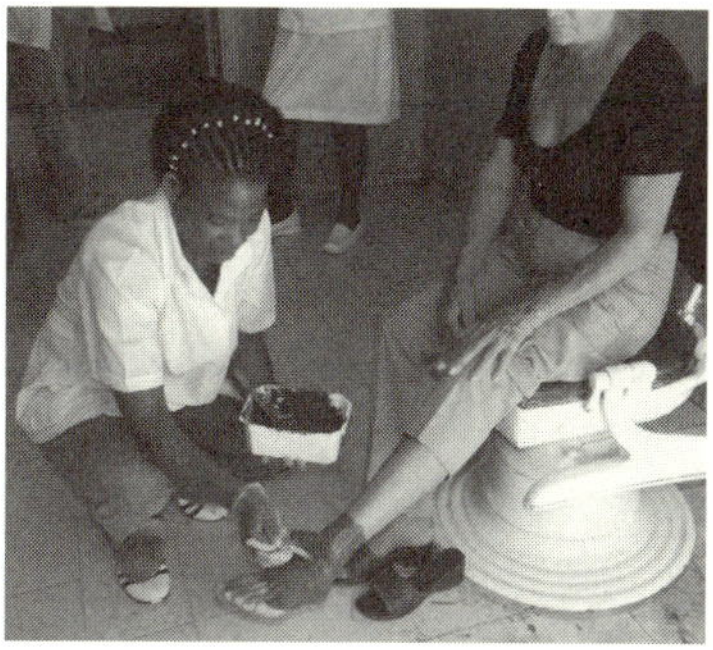

②

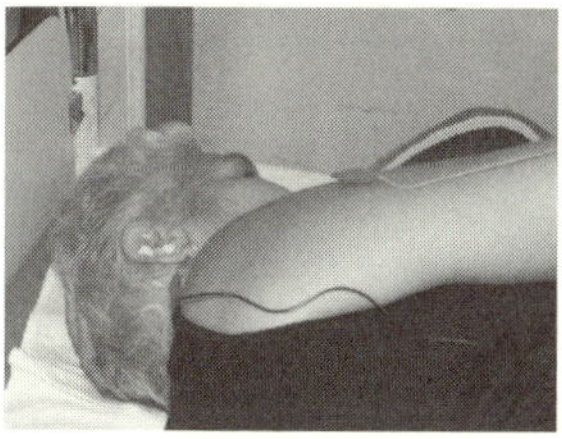

③

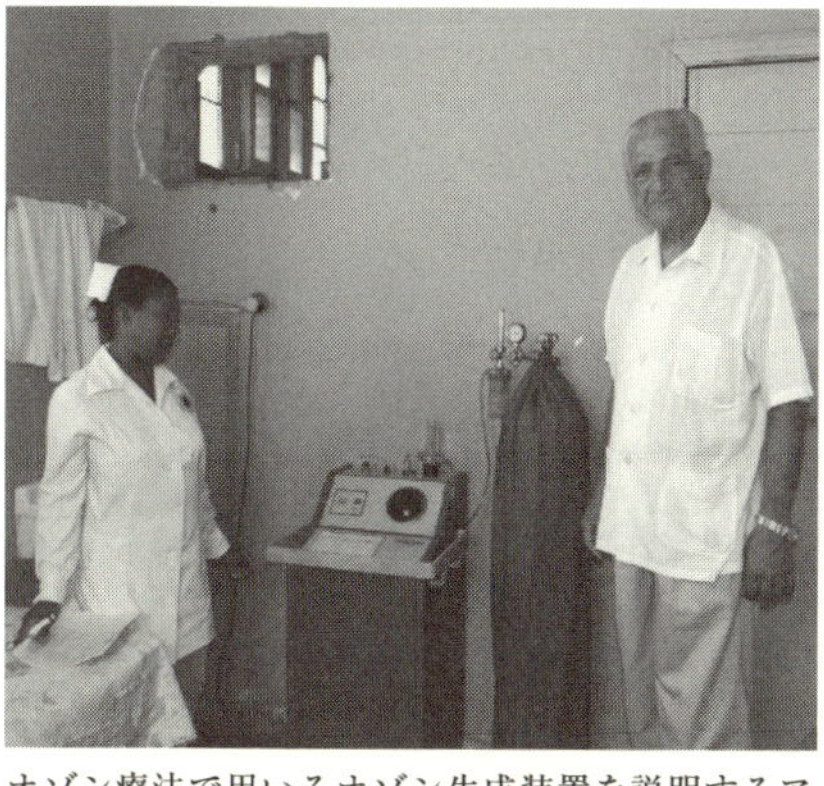

オゾン療法で用いるオゾン生成装置を説明するアコスタ博士（右）。口や肛門、血液から注入し、糖尿病、喘息、免疫に効果があるという

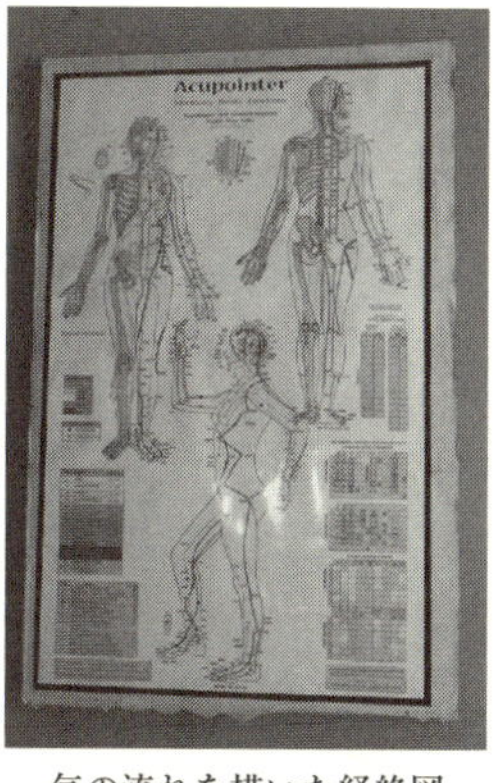

気の流れを描いた経絡図

隣の病室の壁には「気」の流れを描いた経絡図が掲げられ、耳や腕、背中、腰と何本もの鍼をツボに打ち込まれた患者がベッドで寝そべっている（前ページ写真③）。その隣では、看護師さんが別の患者の耳のツボに丁寧に鍼を打っている。経絡図や陰陽を意味する「太陰大極図」は、病室だけでなく待合室や通路のあちらこちらの壁にも貼られている。

ハバナから車で東へ二時間。港町マタンサスにこの自然・伝統医療専門の診療所が設立されたのは一九九四年のことだ。診療所設立に携わり、いまも同院で働くウベンティノ・アコスタ博士（七六歳）は、こう語る。

「はじめは戸惑いました。もともと私はマタンサス州にある大学病院の泌尿器科長だったのです。ですが、自然・伝統医療だけを専門とする診療所を全国各州に設立するよう指示を受け、マルコス・ディアス博士らとともに、新しい医療分野の開発に取り組んだのです。そして、診療所は自然・伝統治療の最初のモデルとなり、高血圧患者を二八パーセントから二四パーセントに、糖尿病は五パーセントから三パーセントに減らすことができたのです」

アコスタ博士は、代替医療の開拓者として著名だが、いまでは、ピナル・デル・リオ、サンタクララ、オルギン、サンティアゴ・デ・クーバと各州に同様の診療所があり、さらに、病院で緊急治療を受けたり、近所の診療所で健康診断を受ける際にも代替医療での治療がなされているという。例えば、ハバナ市内のオルトピディコ病院でも、骨粗鬆症や関節炎の治療に泥療法、マッサージ、鍼療法が使われている。皮膚科病棟では、ひどいやけどからニキビまで、藻を活用した治療が施され、診察を待つ間、痛みを和らげるため、看護師さんがツボを押す。キューバでは「指圧」が日常用語として使われ、ラジオやテレビでは、ツボについての番組も放送されている。小学校では子どもたちが、アロエ、カモミール、ミント等の栽培の仕方や薬用植物の多様な用途を教わっている。全国各地の病院や診療所には、ハーブ薬品を扱う専門薬局もある。

様々な臨床試験も進んでいる。オルトピディコ病院の研究調査によれば、骨関節炎、十二指腸潰瘍の痛み止めや手術の麻酔剤の代替品として鍼療法が試みられ、二〇〇〇年にはハバナだけで一四一二の手術に鍼療法が用いられ成功をおさめたという。ハバナのディエス・デ・オクトゥブレ地区診療所では、ホメオパシーによる高血圧治療の研究が四カ月間実施されたが、ホメオパシー療法だけで、八二パーセントが通常の範囲内に血圧が下がった。ちなみに、ホメオパシーとは、一九世紀初頭にドイツの医師、ザムエル・ハーネマンが創案した療法で、原液を次々と希釈してゆき、元の分子がなくなるほど希釈すれば、最強の医薬品ができるという近代科学ではとうてい理解できない「無限小の法則」に基づいている。

代替医療は、精神病の治療にも活用されている。ハバナの精神病院の特別治療部では、この分野の第一人者であるペドロ・サストリケス部長とケソニア・ロペス博士が、「統合的エネルギー評価」と呼ばれる神経学的診断法を開発した。患者の感情と肉体面での病気の関連性がわかり、医師が最善の代替療法を決める一助となっているという。

二〇〇〇年にはハバナで「第一回オルターナティブ医療国際会議」（BIONAT2000）が開催された。この会議開催に携わったのが、アコスタ博士とともに、代替療法の開発に携わった国際神経回復センターのマルコス・ディアス東洋医学部長である。現在、自然伝統医療協会の会長を務める博士は代替医療が登場した当時の状況をこう想起する。

「突然、私たちの全地区でモルヒネがたった二服しかない状況に陥ったのです。鍼療法を麻酔に使って手術する。それ以外の選択肢は全くなかったのです。西洋医学と比べ軽視されてはいましたが、代替医療が存在していたのは幸いでした」

鍼や指圧はベトナムや中国で東洋医学を学んだ医師たちが、帰国後に見聞きしたり、体験したことを伝えたことから関心を持たれ始めていた。ディアス博士は、主食といってもブイヨンやハーブのスープしかない中、砂糖水をすすって空腹を抑え、スタミナを保ちながら、毎日一六時間、平均八〇人もの患者に鍼治療を施した。モルヒネだけでなく、痛み止め、抗炎症剤、抗生物質やビタミン剤と何もかもない中で、鍼麻酔を行い、心臓病や糖尿病の併発症、急性喘息患者などを救ったのだ。

当時は、水不足や一二時間も停電が続き、交通も麻痺したため中国から二〇〇万台もの自転車が緊急輸入されていた。普通ならば、サイクリングは健康にとても良いスポーツである。だが、空腹の人々にはとうてい推奨できるものではない。

「カロリーが大幅に落ち込んでいるのに運動量が増えるのですから、皆の健康状態がとても危ぶまれました。食事を摂らないか、ろくに食べずに、職場に行くために何キロも歩いたり自転車に乗ったりしていたのです」

経済危機の影響は、現在ではかなり緩和された。とはいえ、いまもなくなってはいない。

「例えば、ちょうどこの間も内視鏡が壊れました。簡単に修理できると思われるでしょうが、この端の小さな部品は米国製なのです」

ちょっとした部品すら米国からは輸入できないし、海外から購入できたとしても、封鎖がない場合の三～四倍もかかる。こうした医薬品やモノ不足の中で、キューバ人たちが作り出したのが、西洋医療と代替医療とを統合したシステムだったのだ。

近代医療と代替医療の統合

一九九一年、アルプスの氷河の中から五三〇〇年前の新石器時代の凍結死体が発見される。「アイスマン」と名づけられたこの男性の死体には奇妙な特徴があった。動脈硬化や腰椎関節炎、消化器疾患等の病歴があることが検査から判明したのだが、身体の一五カ所に何かを刺した跡があり、その九カ所はツボと一致していたのだ。死体を研究したドイツのフランク・バール博士は「いまアイスマンに鍼治療を求められたとしても、これと同じツボに鍼を打つだろう」と答えている。どうやら、人間は石器時代から鍼治療の原理を知っていたらしい。

代替医療は、医薬品に頼りすぎた近代医療を反省し、埋もれていた世界各地の伝統的な療法を再評価する運動として、一九八〇年代に米国やイギリスで始まった。中国の漢方やインド・チベットのアーユル・ヴェーダに代表されるように、世界各地には様々な伝統的な療法がある。キューバにもハーブを医薬品として利用してきた長い伝統があり、一九六〇年代から医師たちは鍼を使い始めていた。だが、革命後の医療制度はあくまでも西洋医療をモデルに発展してきたため、ハーブや鍼療法は主流にはならず、体系的に活用されることはなかった。

厚生省が伝統医療に関する計画を初めて立て、ハーブ療法を科学的に研究するようになったのは、一九八〇年代後半になってからのことだ。そして、肯定的な結果が得られたのに加え、ソ連圏崩壊と米国の経済封鎖の強化が引き金となり、伝統医療は脚光を浴びる。一九九一年、厚生省は「二〇〇〇年を目標とした国民の健康増進についての医療ガイドライン」を作成し、従来の福祉医療制度の改革に向け、五つの戦略を立てたが、そのひとつとして、伝統的な薬草（ハーブ）療法の重視を掲げた。

翌一九九二年には、レオンシオ・パドロン博士の指導下、厚生省内に自然・伝統医療推進のための専門部局が設置される。パドロン局長の仕事を二〇〇六年から引き継いだナンシー・カブレラ博士はこう語る。

「私はもともと、微生物学が専門で、抗生物質の研究をしていたのです。そして、薬剤耐性菌問題を解決するために自然・伝統医療に関心を持ったのです」

カブレラ博士の言う薬剤耐性菌とは、早い話が抗生物質では死なない菌のことだ。日本では、一九五二年に初めて薬剤耐性を持つ赤痢菌が発見されるが、一九六〇年代半ばには日本中の赤痢菌の八割が耐性菌になってしまう。メチシリン耐性黄色ブドウ球菌、バンコマイシン耐性黄色ブドウ球菌、多剤耐性結核菌等、次々と新手の薬剤耐性菌が出現し、結核などすでに治療法が確立し、克服されたと考えられていた病気でも治療が困難になってきている。代替療法は極めて今日的な課題なのだ。

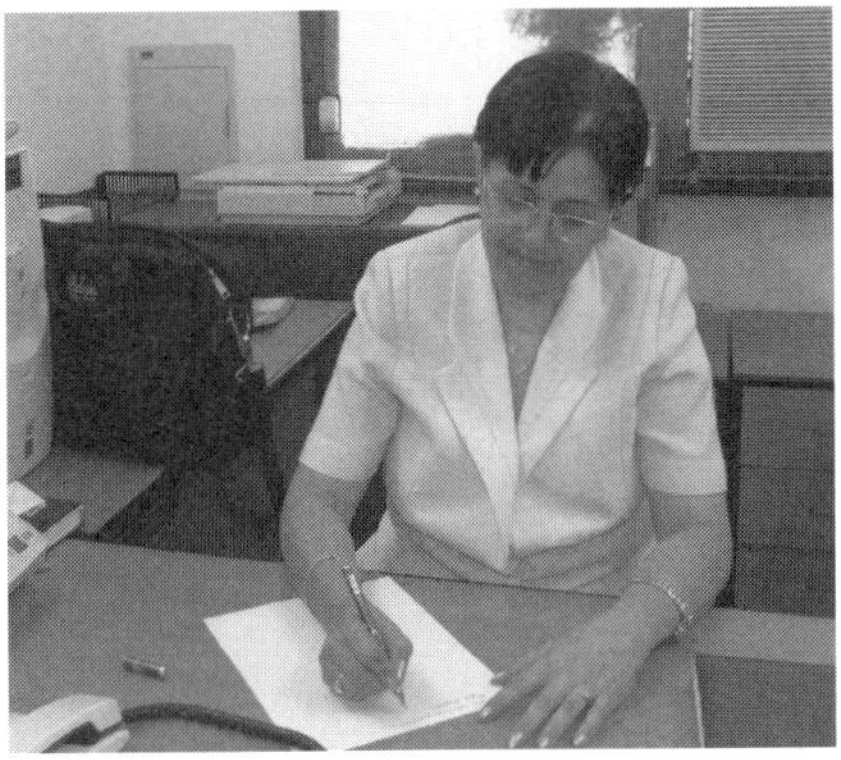

インタビューの合間も寸暇を惜しんで、決済書類にサインをするカブレラ自然・伝統医療局長

「以前から、先住民もハーブを使っていましたし、ホメオパシーも一九世紀から用いられていました。その後、アジアから東洋医学の技術も入ってきます。経済危機以降は、それらが各地で取り組まれる。ですが、公式に実施する計画はなかった。そこで、一九九五年に全国医療制度に自然・伝統医療を組み入れる指令が出され、一九九七年には『自然・伝統医療全国開発・普及計画』を立てたのです」

計画は代替医療をこう定義している。

「専門的医療への自然・伝統医療の統合は、ただ単に経済的要因による課題解決のための代替手段としてではなく、その科学的メリットから、正統的な科学として恒久的に基礎研究がなされなければならない。それは、伝統的なアジアの鍼、灸、マッサージ、運動、催眠やリラックス技術、自然食、ダイエット療法を含め、ホリスティックなやり方で病気や傷を防ぎ、治療し、健康を増進する医学である」

計画は、①人材育成、②研究開発、③全国医療制度への統合、④自然・伝統的医薬品の生産・供給と推進方向を定め、各部門で今後講じられるべき詳細な実施計画を掲げたが、その範囲は、ハーブ、鍼、ホメオパシーに加え、温熱療法（硫黄泉《せん》の入浴と鉱物泥浴）、神経・ミネラル療法、自然食品、ヨガ、電磁気レーザー療法、オゾン治療、磁気の活用と実に幅広いものとなっている。

代替療法の博覧会

二〇〇四年七月には、オルギン州のマリアナ・グラハレス・コエジョ医科大学で「第五回国際伝統的自然医療・生命エネルギー会議」が開催されたが、そのテーマを見れば、まさに代替医療の博覧会となっていることがわかる。

自然・伝統療法という表現が象徴するように、代替医療は大きくわけて、経済危機を契機に復活した伝統的なものと海外から導入された療法の二つがある。温熱療法やハーブ療法は前者で、国内に四〇以上ある温泉はスペイン植民地時代の一七世紀から知られていた。だが、慢性リューマチや皮膚病に効果があると再評価され、厚生省は温泉のミネラル分の特性や臨床効果を研究し始めた。ハーブも、テレビやラジオを通じた普及啓発キャンペーンとともに、自然・伝統医療局が中心となり、栽培方法や活用法を示し、科学的研究を進めている。一九九二年以来、厚生省は二三三の薬品と一五の薬理活性原末を承認し、三二のラボラトリーと八六の薬局で自然薬品が生産されている。薬用植物の栽培や生産は雇用創出にもつながっている。

輸入されたのは東洋医学だが、鍼治療が医科大学の授業にも正式に組み込まれているように、プログラムを通じて全国のファミリー・ドクターに普及されている。専門教師を養成するためのカリキュラムを見てみると、自律神経系の働きから、ツボとエンカファリン、ディノルフィン等の神経伝達物質との関係、自然治癒論、気、タオ、陰陽五行説、五臓六腑論、脈診、経絡といった理論面から、ヨモギを用いた灸やレーザーを用いた鍼療法、耳、顔等の局所的なツボと身体全体との関係といった充実した内容となっている。

インドのヨガも普及している。インドの古典『バガバッド・ギータ』が一九世紀半ばには翻訳され、インド出身のヨーギ、ヨガナンダ・パラマハンサが米国で始めた自己実現協会のキューバ支部も一九五七年に作られた。現在、ヨガ普及に取り組ん

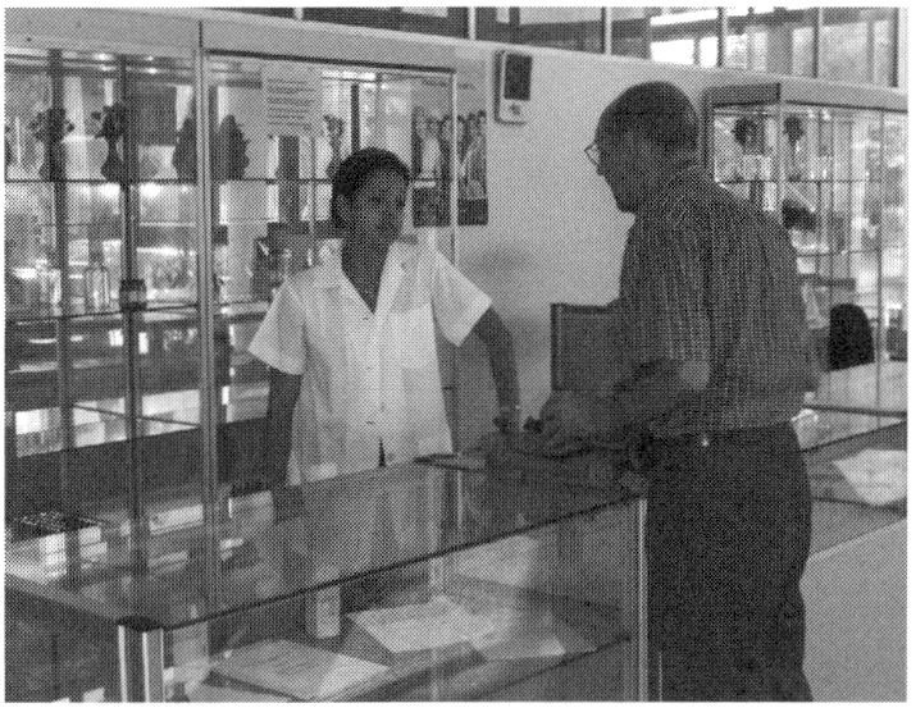

ハバナ市内にある伝統的なハーブ薬品を扱う専門薬局

でいるのは、エドアルド・ピメンテル会長のキューバヨガ協会で、一九九九年にハバナ市と共催で、ヨガ・フェスティバル「私たちの心の経済封鎖を撤廃する」を開催したことから、同国際会議では、米国のヨガ教師、マリー・パファードさんが、ワークショップを行った。これが、なかなかの好評で、参加した医師や厚生官僚は「われわれの目指す予防医療や持続可能な医療制度に、調和をもたらすヨガがどう組み込めるか興味がある」と述べたという。

テレビやラジオでもヨガの番組が放送され、地区診療所にもヨガ教室はある。マタンサスの自然・伝統医療でも治療の一部にヨガを用いており、瞑想や気功はストレス解消に役立つ、とアコスタ博士は評価する。

着目される日本の自然食

輸入された中には自然食、「マクロビオティック」もある。マクロビオティックとはジョージ・オーサワとして知られる桜沢如一《さくらざわゆきかず》氏が広めた自然食運動である。フィンライ研究所のコンセプシオン・カンパ所長は経済危機の最中に栄養失調で神経症が発生したことから、病気と食との関連に関心を持つようになり、自然食の研究を始めた。研究所では、イタリアや日本のマクロビオティックの専門家が指導を行っている。

研究所の栄養学の専門家カルメン・ポラタ博士はこう語る。

第５回　国際伝統的自然医療・生命エネルギー会議のテーマ

項　目	内　　容
神経治療の実践とメカニズム	痛みを抑え、神経機能を調和させるため、鍼治療に似た針を用いた新たな神経治療法
身体エネルギー	身体エネルギーの物理的な現状と自然・伝統療法の治療メカニズムとの関係
バイオエネルギー心理学	バイオエネルギー・フィールド、とりわけ、中国医療での心と体との結びつきへの科学的なアプローチ
中国医療による中毒の治療	ドラッグ、アルコール、タバコ依存症の治療としての耳の５カ所のツボの活用
精神神経免疫学と気功	気功により脳内で生産される神経刺激物質の健康への効果
推拿《すいな》と斜視	中国医療で用いられるマッサージの幼児の斜視治療への活用
ホメオパシーの科学的な基礎	検知できるバイオエネルギーとホメオパシーのヒーリングへの効果
アボリジニの伝統医療とオーストラリアのハーブ	下痢、熱、伝染病、寄生動物、肝炎、マラリアなどの疾病を治療するために、オーストラリアのアボリジニのヒーラーにより用いられている幅広い植物
ヨガの活用	ヨガの歴史とインストラクター養成でのキューバ・ヨガ協会の役割

（注）推拿は中国はもとより、国際的にも注目されている手技のみによる自然療法でコリ・痛みの解消はもとより、後天性斜視、眼精疲労などにも効果があるとされている

「最近の病気は、動物性の脂が多く、野菜やマメが少ない食生活と関連しています。健康な食を選ぶことがマクロビオティックの原則です。糖尿病では一年で子どもの血糖値の六九パーセントが低下し、成人でも二四パーセントが落ちる成果が得られましたし、患者の八一パーセントが薬をやめ、入院をせずにすむようになったのです」

キューバでは多い順に病状を並べると糖尿病は第八位になるが、マクロビオティックの実践によってそれが減ってきたという。

「喘息患者でもすでに一五〇〇人を治療していますが、八〇パーセン

トに効果が見られ、ある患者は四種類の薬品を服用していたのですが、半年で一・四、一年では〇・八まで減ったのです」

マクロビオティックは、厚生省が力を入れて普及するまでには至ってはいないが、カンパ所長は、医食同源の観点から、こう主張する。

「本当の厚生省イコール農業省と言っても過言ではありません。なぜなら、食べものから健康が生まれるからです」

フィンライ研究所付属の自然食レストランではイタリア製の梅干をご馳走になったことがあるのだが、プラサ・デ・ラ・レボルシオン地区診療所のペドロ・ポンス副院長もこんな発言をしている。

「日本の食生活はとても素晴らしい。コレステロールも少なく、心臓にも良い。そこでわれわれも野菜食の普及運動をしているのです。米国ですら、日本食が着目されています。ですが、日本はせっかくの伝統を失い、食生活が米国化、マクドナルド化していると聞いています」

代替医療の哲学

だが、ファスト・フード大国である米国は、同時に代替医療の先進国でもある。日本で代替医療の先進事例として紹介されるのは、たいがい米国の事例だ。だが、先の第五回国際会議に参加した米国からの視察団員は、こんな感想を漏らしている。

「キューバにでかけるまでは、医療分野での業績をごくわずかしか知らず、その制度はソ連型のものだとばかり思っていました。私は、ファミリー・ドクターですが、キューバの医療制度の基礎がコミュニティの診療所にあり、西洋医学と伝統医療とが統合され、どこでも自然・伝統医療が利用できることを目にしてとても感銘を受けました」

代替医療は、二〇〇三年段階でも、すでに、病院の二五パーセントと救急外来の二二パーセントで使用され、鍼麻酔だけでも歯科では二九パーセント、外科では八・七パーセントで活用されているが、カブレラ局長はその後も年々発展していると語る。

「最近も全国各州の実態調査にでかけてきたのですが、化学薬品よりも良い治療結果が得られるので、普及しています。プライマリ・ケア段階でもでもほぼ三割は使われています。乳癌の手術のように重い手術でも九・六パーセントは鍼麻酔を使っていますし、歯科では三五パーセントが代替療法です」

フロリダのマイアミで、代替医療に取り組む鍼灸師、ラルフ・アレン・デール氏は、キューバへの鍼灸の普及に関わってきたが、米国との違いをこう指摘する。

「キューバ人たちは、学んだことをすばやく吸収し、創造的に活かすので、もとはそれが自分のアイデアであったとはわからないほどです。加えて、すべてを最大限に活用している。一〇年前に私が寄贈した一冊の書物がマタンサスの診療所では教科書になっていました。ここでは何も無駄にはなりません。キューバが生み出した医療は、それ以外の国々も取り入れることができるモデルです。しかも、キューバには、本当の医療があります。なぜなら、ここでは病気を治すことがビジネスにはなっていないからです」

キューバが代替医療に取り組み始めた直接のきっかけは、ソ連崩壊と米国の経済封鎖で、以前には潤沢にあった医薬品や医療機器が失われたからだった。だが、景気が回復した後も、普及が進んでいるわけは、エコロジーや自然治癒力を重視する代替医療の哲学が、キューバの医療思想に合致したからにほかならない。これまで何度も登場してきた「医療は金儲けのためではない」という哲学を、代替医療の場面でも聞かされることになった。

「先進国ではお金持ちは医薬品を使えますが、とても高額です。安い代替医薬品は、私たち発展途上国にとって良い医療だと思うのです。人間は自然の一部です。人間にとって大切なのは自然の医薬品なのです。そして、一番大切なことは予防です。ライフスタイルがよくなれば病気にはなりません」

カブレラ局長が開発途上国のための代替医療の重要性を指摘すれば、アコスタ博士も太陰大極図を指し示しながら、こう主張する。

「キューバの使徒、ホセ・マルティはかつてこう語りました。『ラ・メホール・メディーナ・エス・ラ・ケ・プレビエネ』、最高の医療は予防にあると。人間は自然の一部です。植物も自然の構成要素のひとつです。ですから、人間が自然の植物を使うことはとても自然なことなのです。西洋のアロパティック（対症療法）医療は大成功をおさめ、多くの病気を治しました。ですが、限界もあります。両方を使えばさらに良い結果が得られるのです」

自然な医薬品は、非再生資源への依存度が低く、人や環境への害も少ない。西洋医療のメリットを活かしつつ、伝統医療と統合するというキューバの取り組みは、製薬会社を除き、全人類のために役立つことだろう。事実、キューバ医療は開発途上国の「青写真」になりつつある。国連は、世界で最も重要な五つのプロジェクトのひとつに、キューバの自然・伝統医療の開発を選んだ。

2　キューバの医療情報革命

ペーパーレス社会が生んだパソコンネット

インターネットに「グランマ」という文字を打ち込むとキューバ共産党の機関紙「グランマ・インターナショナル」のウェブ・ページがすぐヒットする。「グランマ」とはスペイン語で「おばあちゃん」という意味だ。一九五六年一二月、メキシコに亡命していたカストロは、チェ・ゲバラら八一人の仲間たちとともに八人乗りの「グランマ号」に乗り込み、キューバに再上陸し革命を成就させるが、その記念としてこのオンボロ中古ヨットが機関紙名になったのだ。[注1] だが、ソ連崩壊でキューバは深刻な紙不足に直面する。製紙用のパルプ輸入はゼロ、紙やダンボールも契約輸入量二二万トンが、四〇〇トンしか来なかった。このため、「グランマ」すらも、ろくに発行できなくなっていく。

医療水準を維持するには専門知識が欠かせない。どのような研究や発見がなされ、どんな最新技術が開発されているのか。全世界の最新技術情報や知見を集め、医師、研究者、医学生たちが共有することが不可欠だ。それは、キューバとて変わらない。情報収集に向けた取り組みは、モスクワ医学研究・情報研究所の協力を得て、ハバナ大学医学部や公衆衛生省が、医療関連の書籍や雑誌を輸入することからはじまった。一九六五年に厚生省は全国医療科学情報センターを設立し、一九六九年には州段階でも医療情報センターが設けられ、以来、医療文献の収集や出版を一手に引き受けていく。センターは、大量の医学雑誌や専門書を輸入・配布すると同時に、二五もの医学雑誌を出版し、医療関係者や医学生に世界の最新知識を提供してきた。

だが、経済危機の中、センターの経費は一〇〇万ドルから三万五〇〇〇ドルまで削減され、出版用の紙不足もあいまって、その機能は事実上麻痺してしまう。金もなければ紙もない。この非常事態への対応策として、センターが取り組んだのが、紙の代わりに電子媒体で情報を提供することだった。

環境問題と情報工学の第一人者、月尾嘉男東京大学名誉教授は縮小文明論を提唱しているが、その鍵のひとつとしてＩＴ（情報技術）に着目している。

「情報通信技術は人類がこれまで手にした技術のなかで、利便性の向上と資源やエネルギーの消費が比例しないはじめての技術だ。従来の新聞と電子新聞を比較すると、同一の記事を入手するためのエネルギーは五パーセントでしかない。この数字は電子書籍では二・五パーセントにまで激減し、紙消費量の約一五パーセントにもなる新聞用紙も節約できる。二四時間、最新記事がどこでも入手できる手段のほうが環境への負荷が低下し、森林資源の保護にも貢献する」（月尾嘉男『縮小文明の展望』（二〇〇三）東京大学出版会P185～186）

月尾名誉教授の指摘どおり、パソコンが普及し始めた一九八〇年代には、情報化社会の到来とともにペーパーレス社会が実現するといわれたりした。だが、実際に起きたのは、ペーパーレスどころか、プリンターによる大量の紙の浪費だった。ところが、キューバは状況が全くあべこべだった。キューバは開発途上国だから、パソコンも先進国ほど普及していないし、電話回線も発達していない。電子メールこそ一九八一年からソ連とつながれていたが、ソ連が崩壊するまでは中央集権型の経済体制が敷かれていたこともあって、情報技術はさほど重視されてこなかった。だが、予期せぬペーパーレス社会の到来に直面し、情報化社会を発達させざるをえなくなる。この難題に挑戦したのは国内外で研鑽を積んだオ気あふれる若者たちだった。ハバナの下町、ベダドの古い邸宅の一室に様々な場所からOA関連部品がかき集められたが、若者たちが手にしたのは、二〇MBや四〇MBのハード・ディスクと回線速度二四〇〇bpsのモデムと信じられないほどの旧式パソコンだった。だが、苦心の末、一九九二年に初めての電子医療情報ネットワーク（INFOMED）が誕生する。米国では、軍事技術が民間に開放されたことが契機となり、一九九〇年代半ば以降にインターネットが爆発的に普及していくが、キューバでは医療情報の提供という医療技術が引き金となって情報化社会が誕生した。冒頭で紹介したグランマのウェブ・ページがスタートしたのは一九九六年四月一日のことだが、それも電子医療情報ネットワークをベースに開発されたものなのだ。

「とにかく紙がありませんから、あちらこちらからパソコンをかき集め、ネットワークを作るよう提案したのです。それ以外には手段はありませんでした。ですが、危機的状況の中でも未来をみすえていたので成功したのだと思います」

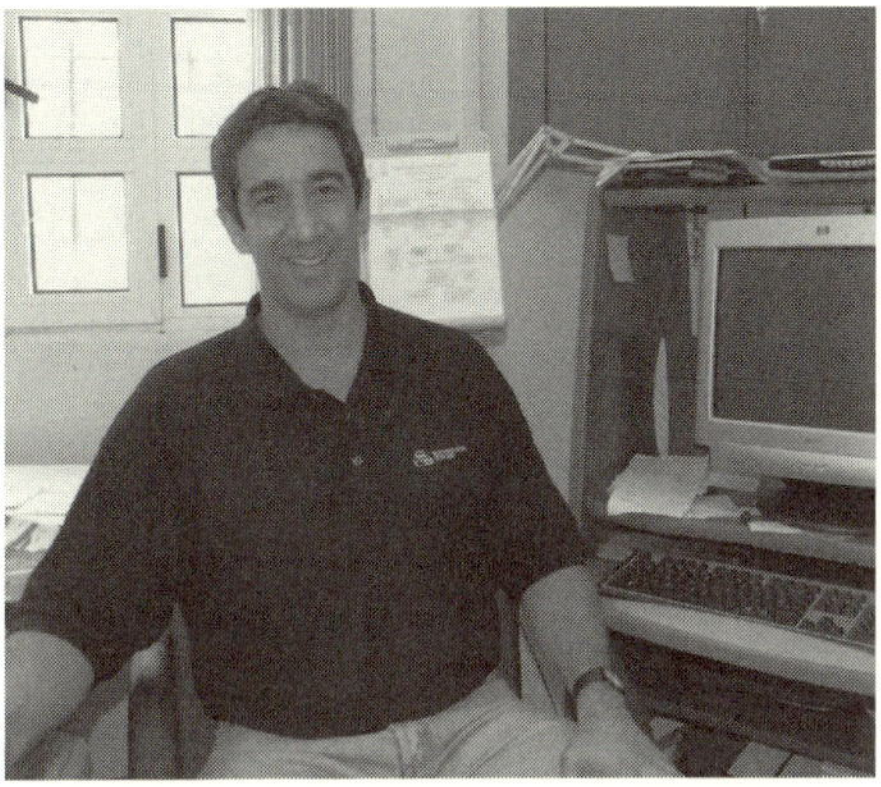

ペドロ・ウラ、コラボレーション・センター所長。1980年代から大学で情報学を研究していたが、91年に全国医療科学情報センターに移籍し、パソコンネットワークの立ち上げを提唱した。いまはハバナ大学情報学部で教鞭も取る

ネット開発を担当した全国医療科学情報センターのペドロ・ウラ、コラボレーション・センター所長は当時のことをこう振り返る。各州の医療情報センターには日本でいえば、ＰＣ９８０１程度の旧式パソコンが数台あるだけだったという。おまけに、キューバは米国から経済封鎖されているから、ウィンドウズもマックも使えない。

「そこで、ＯＳにはリナックスを使いました。誰もが使えるフリー・ウェアだからです。パッケージ製品でない方が、ずっと創造性を発揮できます。いまでは世界のインターネットの六〇パーセントはリナックスとなっていますし、アパチェ[注2]も併用しています」

六カ月の試行期間に続き、わずか一年半後には、ハバナ、ビジャ・クララ、カマグエイ、サンティアゴ・デ・キューバの四市でサーバーが稼働。各州の主な病院や医学校、医療研究所につながり、研究者や医師、医学生たちが、電子情報にアクセスできるようになる。その後、プロジェクトは、汎米保健機構（PAHO）や国連開発計画プロジェクトから三〇万ドルの資金援助を受け、国内の全医学校とバイテク研究所のネットワークが作られ、次には全医学部にもアクセス・ポイントが取り付けられた。それ以降は、どんな対外援助も受けずに、ネットワークは広げられていく。リナックスOSが全国をカバーした例としては世界初の快挙だった。

電子ネットで広まるエビデンスに基づく医療

非常事態からやむにやまれず登場した医療電子情報ネットだが、厚生省の主要関係機関がすべて電子ネットワークで結ばれたことは、予想外の進展をもたらしていく。例えば、エルマノス・アメイヘイラス病院の二二階にも、コンピュータ・ルームがある。国内最高峰の病院として、同病院は、各地の病院と連絡を密に取りあわなければならないが、電子医療情報ネットが仕事の効率性を抜群にあげた。病院内には喫煙やアルコール依存症、肥満予防のための健全な食生活の啓発パンフレットやビデオ教材を全国民向けに作成・配布している部局もあるが、情報ネットはこうした教材配布にも役立つ。医療関連のセミナーや会議への出席者が以前よりも格段に増えたのは、会議通知が事前に電子情報ネット上で流されているからだ。

電子医療情報ネットは、統計分析にも威力を発揮する。ファミリー・ドクターは、顔馴染みの患者たちを診察し続けているが、二年以上の診察データをCD-ROMに保存するプロジェクトも始まる。「コミュニティ、市町村、州と各段階で集められた統計情報は、全国健康傾向分析所、全国病院部、公共医療情報センター、全国科学技術局とつながれ、政策評価や政策づくりのために分析・活用されています」と厚生省のオト・パントハ氏は語る。

遠隔医療サービスも始まる。ファミリー・ドクターは山村や農村など僻地にもいるが、孤立した集落では、特別の症状が出た場合に、どのような治療が最適かどうかわからない。だが、医師たちはネットを通じて雑誌の記事や医薬品のデータを検索でき、かつ、その道の専門家に随時質問もできるのだ。

電子医療情報ネットはエビデンスに基づく医療にも役立っている。これまでは、治療の判断は医師たちの経験や勘に基づくことが多かったが、一九九〇年代に入ると「治療法の選択には、確固とした疫学的証拠に基づき科学的に最良の判断をすべきだ」という考え方がカナダから始まり世界に広まっていく。これをエビデンスに基づく医療という。

キューバでのその一例は、全国小児外科ネットワークだろう。二〇〇一年、厚生省は小児外科治療の水準を高めるため、オルギン州のオクタビオ小児教育病院をコア機関とし、電子医療情報ネットを介して、放射線学、内分泌学、神経生理学等の専門機関とリンクした。各地域の小児外科の専門家たちが、コンサルテーションや分析を行い、小児外科と関連する国際的なネットワークにも参加し、議論を交わすようになったのだ。そして、最良の判断をするため、リアルタイムでの治療も始めている。

医療電子図書館とバーチャル大学

二〇〇一年四月二三日、ハバナで開催された医療情報科学会議で披露されたのは、医療電子図書館とバーチャル大学だった。

「六万五〇〇〇人以上もの医師に最先端の医療情報を提供するにはほかに方法がありませんでした」とペドロ・ウラ所長は言う。

医療電子図書館の創設で、最も状況が変わったのは医療や科学関係の出版だろう。全国医療科学情報センターは一九九三年に、スペイン語としては初めての医学雑誌、ACIMEDを創刊するが、それを含め医療関連の全誌がパソコン上ですべて読めるようになったのだ。読めるのは国内の論文に限らない。米国国立医療図書館の英語文献目録のデータ・ベースも利用できれば、ラテンアメリカ科学電子図書館SCIELOも使える。SCIELOとは一九九六年から汎米保健機構のラテンアメリカ・カリブ健康科学センターとブラジルとが協働して立ち上げたプロジェクトだが、英語、スペイン語、ポルトガル語で、ブラジル、チリ、コスタ・リカ、スペイン、ベネズエラの医学雑誌が読めるのだ。

世界保健機関も開発途上諸国が医療文献を無料で閲覧できるよう二〇〇〇年九月にヘルス・インター

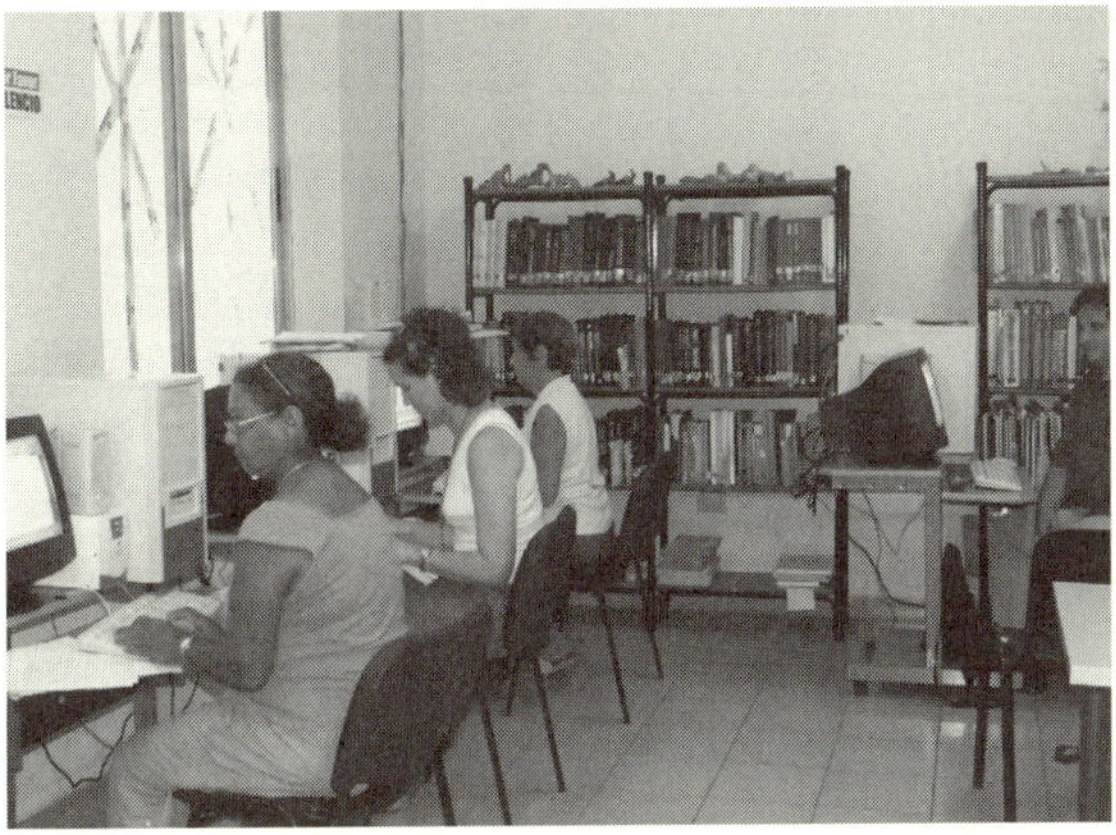

国内に470ある各地区診療所にはパソコンルームが整備され電子医療情報ネットを通じて最新情報にアクセスできる。写真はハバナ市内のウニベルシタリオ・ベダド地区診療所

ネットを立ち上げるが、それにもアクセスできる。ウェブサイトは検索ツールを備え、国内の各地域や全国的な情報だけでなく、先進国の最新の研究成果や開発途上国の経験、伝統医療等、あらゆる情報がキャッチできる。

キューバ高等教育省も厚生省とほぼ同じプロジェクトを、ユネスコの支援を受けて進めている。ラテンアメリカ・カリブ海における科学の大衆化のためのデジタル・ジャーナル・プロジェクトがそれで、オンライン上に一〇〇以上の科学雑誌を掲載することを目標に、現在、二〇冊以上の雑誌や約二〇〇〇もの論文、そして、キューバの大学が編集した五〇冊以上もの著作が電子ブックで提示されている。

このように学術論文をインターネット上で無料公開し、利用できるようにすることを「オープン・アクセス」と呼び、欧米では大学図書館が中心となり、二〇〇〇年頃から無料の科学誌を作り出す運動が活発化していく。二〇〇一年には、ブダペストでオープン・アクセスに関する初めての国際会議が開かれるが、キューバは、このブダペスト宣言にも貢献していると言えるだろう。

電子図書館とセットとなったバーチャル大学も趣旨は似ている。一九九九年に厚生省が立ち上げたプロジェクトで、医学部を卒業した現役の医師たちを継続して教育し、さらには国際医療教育センターとすることを目指している。バーチャル大学は、全国医療トレーニングセンターの一部として、高等教育機関や関連医療機関とつながり、様々な学習コースを提供している。大学内には、バーチャル・クリニックもあり、バーチャル大学に関わる医療専門家からの専門的なコンサルテーションやアドバイスが受けられる。

全世界に無料で発信される医療情報

電子出版や医学教育と同時に、海外へのバイテク製品の広告販売もウェブを通じて可能となっていく。二〇〇〇年に開催された国際科学技術フォーラム「キューバの科学技術と健康への成果」を皮切りに、医療関連の様々な国際シンポジウム、セミナー、ワークショップが開催されていくが、その目的のひとつには、国際共同プロジェクトへの投資の呼び水にしたり、バイテク医薬品を販売することにある。実際、こうしたイベントは全世界からの関係者を呼び寄せ、外貨獲得につながっている。経済封鎖を受けているため、キューバ人が執筆した論文は米国の雑誌には発表できない。だから、キューバ医療や科学の進展を世界に知らせる上で、こうした取り組みが欠かせない。そして、こうした情報発信がキューバ医療への関心を高め、ラテンアメリカやカリブ海諸国で持続可能な制度開発のモデルとして高く評価されていくことにつながっている。

遺伝子工学バイテクセンターもインターネットで情報を発信し、協働研究を呼びかけているが、キューバは利益だけを求めてはいない。例えば、タンパク質の構造と機能研究で複雑な同位体パターンの解析が可能なソフトウェア「Isotopica」を大阪大学理学部の高尾敏文教授と協同開発したが、登録ユーザには無料で利用できるようにしている。

紙がなくなるという深刻な事態からハバナの旧市街の一室で始まったプロジェクトは、パソコンが医療分野で発揮しえるユニークな成果を実証してみせた。

「いま、インターネットには全世界で六億人がアクセスしているといわれますが、アレクサ[注3]のランキングを見てみますと」とウラ所長が、滑らかなブラインド・タッチでスペイン語の単語を打ち込む。

「見てください。第一位はグーグルですが、私たちの電子医療情報ネットワークも六二〇七位と出てきます。このランクで一万位内に入るのは大変なことで、汎米保健機構よりもアクセスが多いのです。

いかに多くの人が利用してくれているのかがわかります」

電子医療情報ネットは、二〇〇二年に、生命情報技術革新の医療部門でストックホルム挑戦賞を受賞した。

「この受賞も本当にびっくりしました。始めたときにはここまで来るとは予想すらしていませんでした。ですが、キューバの格言で、『ソニャール・エス・コン・ロス・ピエス・エン・ラ・ティエラ』という言葉があります。夢は地に足が着いていてこそ実現できるという意味です。

ここ全国医療科学情報センターには二八二人が働いています。サービス維持には少なくとも一五〇〇人が関わっています。情報ネットの哲学はネットワーク化にあります。参加している一人ひとりが、オーケストラのようにネットワークに貢献し、より良い世界の実現を奏でていく。それが、私の夢なのです」

グーグルの登場でWeb 2.0やオープンソース、ロングテールなどインターネットは新しい概念を産み出しながら、従来のビジネスモデルを変えつつあるとの評価がされている。このようにITというとかく、ビジネス面だけで捉えがちであるが、キューバは、福祉医療の状況を改善する上でパソコンネットが果たす可能性を大きく広げた。そして、これまで述べてきた優れた技術や制度を武器に、キューバは世界の人々のための医療援助にも乗り出していくのである。

注1――それまでは「レボルシオン」と「オイ」の二紙があったが、一九六四年に合併し「グランマ」となった。

注2――Apache Software Foundationが開発しているウェブサーバーソフトウェア。商用・非商用にもかかわらず無料で利用可能で、しかも高機能・高性能であり、様々なプラットフォームで動作可能なため、世界に存在するウェブサーバーの半数以上はApacheで運用されているともいわれる。

注3――ウェブサイトのアクセス数を調査・統計している企業。オンライン書店として世界一の規模を誇るアマゾン・ドットコムが一九九九年に買収した。

IV

国境なき医師団

凍てつくヒマラヤ、灼熱のアフリカ、熱帯アジアの農村。傷つき病に苦しむ人あらば、世界のどこでも無料で医療団を派遣し続けてきたキューバ。

医師にかかれない人をこの地球上からなくす。その無謀ともいうべき夢の象徴が、全世界の若者を受け入れるラテンアメリカ医科大学だった……。

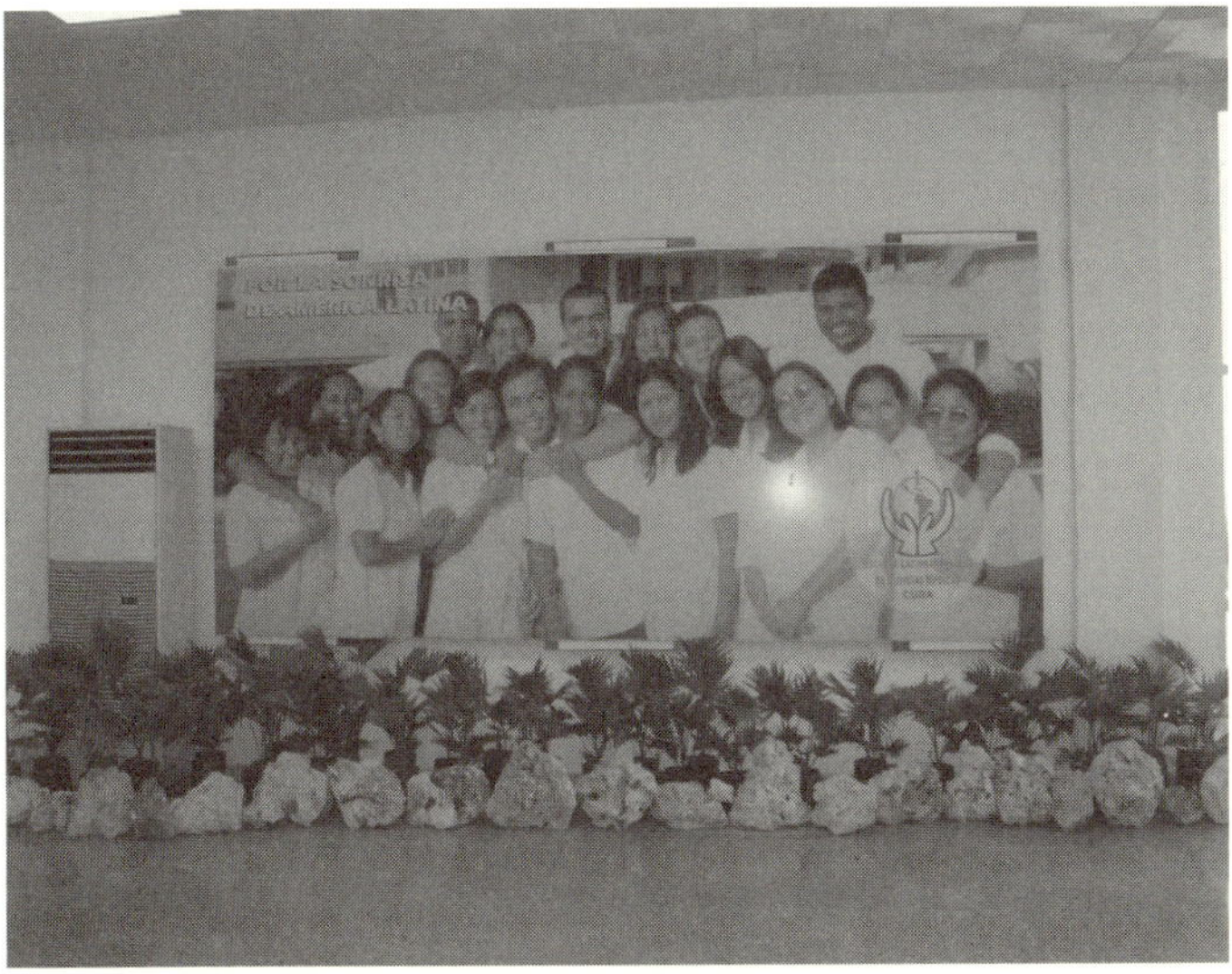

ラテンアメリカ医科大学のホールに備え付けられた卒業生たちの写真。左上には「ラテンアメリカの笑顔のために」とある

1 被災国で活躍するキューバの医師たち

極寒のヒマラヤ山中での援助活動

二〇〇五年一〇月八日、パキスタン北部で大地震が発生した。七万五〇〇〇人が死去し、一二万人が重軽傷を負い、家屋喪失三三〇万人、一〇〇万人が強制退去を強いられるほどの大惨事だった。世界中から援助の手が差し伸べられ、国際メディアは、飛行機で現地に駆けつける俳優やロックスター、援助活動に奔走する西洋の援助団体の姿を報道し続けた。パキスタン軍の救援物資を僻地に輸送する米国やイギリスの航空機のシーンが嫌になるほど映し出された。だが、パキスタン北部山岳地帯の環境は生半可なものではなかった。あるパキスタン人のレポーターは、こう日誌に記している。

「死体の臭気が漂う傍らで家族が雑魚寝している。テントは寒さで凍てつくほどだ。手足の指の感覚は麻痺し、眠ることすら戦いだった。テントの中では赤ん坊が泣き叫ぶ。写真もテレビ・ニュースも現場の状況を伝えられやしない」

冬が近づくにつれ苛酷な環境に耐えられず、多くの西側NGOは立ち去り、残った医師たちはたった数人だけになるというのが実情だった。絶望的な状態に置かれたパキスタン人は二〇〇万~四〇〇万人にも及んでいた。国連は二〇〇五年一二月中旬には三八万人が緊急住宅を必要としているとし、五億五〇〇〇万ドルの緊急援助アピールを行う。だが、新聞の国際紙面で誓約された援助金も実際には半額にも及ばなかった。メディアのスポットライトを浴びている間は、威勢が良いことを言っていても、いざ注目されなくなると、以前の約束をひるがえす。米国、サウジアラビア、イラン等が資金援助したが、全部あわせても二億一六〇〇万ドルだけだった。

だが、ここで、キューバが登場する。カストロは、キューバは他国とは違って目立たないやり方で援助を行うと述べた。

「他国は、多くの設備やヘリコプターや資金を送っているが、たった数百万ドルでいったい何ができようか。必要とされているのは命を救い、病人たちを治療する医師たちだ。だが、彼らはそれらを送ることはできない。なぜなら、それを手にしておらず、編成すらできないからだ。これこそが、真の革命が何たるか、われわれが生み出した人的資本の巨大な富が何たるかがわかるところだ」

国際メディアでは目立ちはしなかったが、全経費を自前で負担し、最大の医師団を派遣したのはキューバだった。イスラマバードの公式資料によれば、治療の七三パーセントはただキューバ一国でなされている。

被災が伝えられると、キューバは直ちにパキスタンとインド政府に援助を申し出た。インドは申請をはねつけたが、パキスタンは被災規模が桁外れだっただけに、躊躇することなく、支援を願い出た。そ

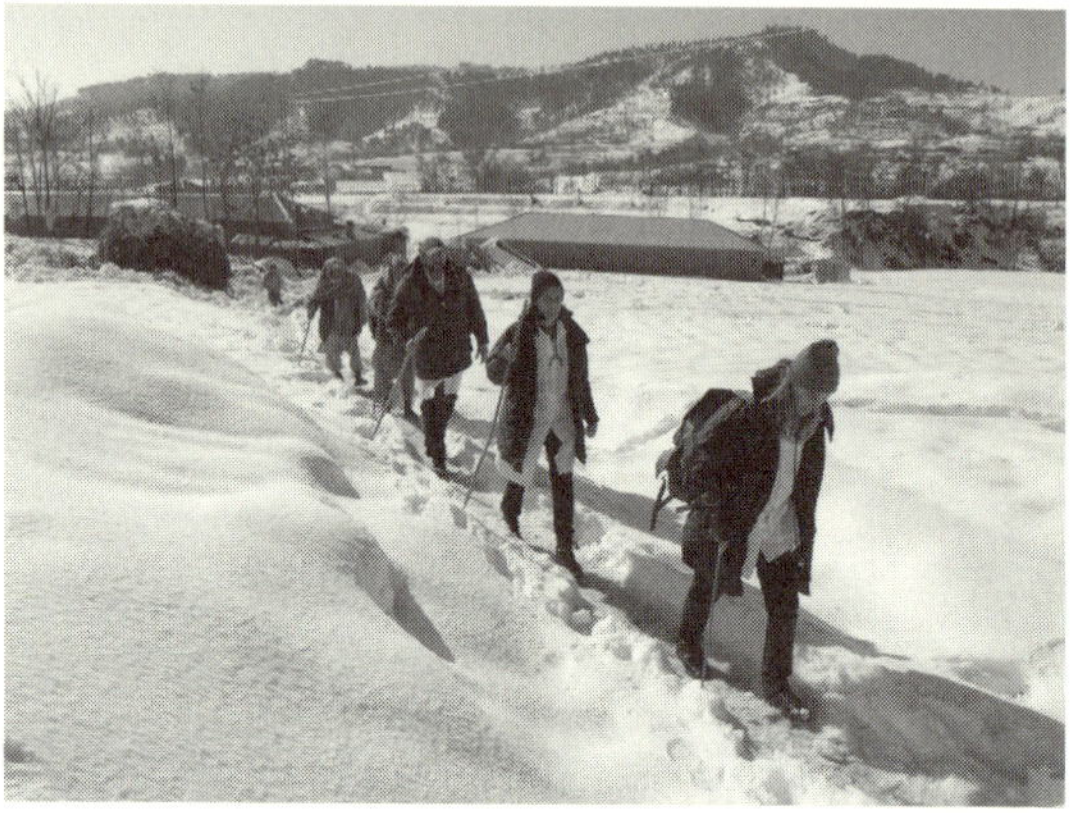
パキスタンの雪の中を治療活動で巡回するキューバの医師たち

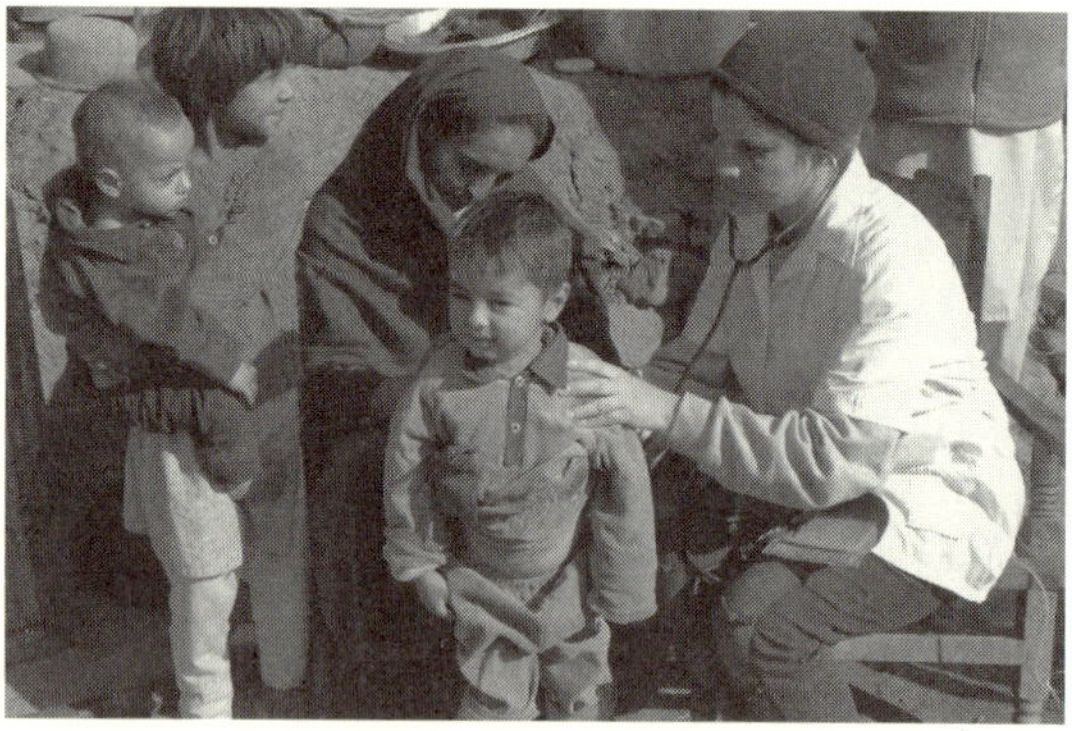
パキスタンのカシミール地方を襲った地震被災者を診療するキューバの医師。キューバから派遣された医師団の44パーセントが女性医師だったため、宗教的理由もあって男性医師の治療をうけようとしない女性被災者たちにとって大きな救いをもたらした。
写真提供：キューバ、グランマ紙フベナル・バラン(Juvenal Balan)記者

れまでパキスタンとキューバ間には一切の外交関係がなく、おまけにペルベズ・ムシャラフ政権は親米政権だ。だが、大方の予想に反し、政治的イデオロギーは援助受け入れの障壁にはならなかった。パキスタン政府は、キューバの医師たちがこれまで世界各地の被災地で働き、専門技術を蓄積してきたことをわかっていたのだ。

九〇〇人からなる医療援助隊が二五〇トンの医療品を手に駆けつけ、パキスタンに到着したのは、地震の六日後の一〇月一四日のことである。キューバ人たちは熱帯の出身だ。だが、凍りつくような寒さの中、各地にテント製の野外病院を設置し、テント暮らしにも不平ひとつ漏らさず、現地の苛酷な環境に順応していく。例えば、人口二万五〇〇〇人のダル・バムド地区は、キューバ人たちがやってくる前はただ一人の医師しかいなかった。こうした道路からは近づけない山岳地帯にも往診を行った。医師たちを乗せたジープが険しい山道を越えられずに立ち往生すると、ある一人の女医は、残りの急な坂道を重いリュックを背負って歩いてのぼっていった。ボルチモアから来たイサロ・スバロ博士は「キューバの医師は信じられません」と感嘆の声を漏らす。

「大腿骨がグチャグチャになった女性を見つけました。私が、キューバの医師を呼ぶとすぐにやってきて手術をしました。いま、彼女に会いに行くとキューバの医師がここにいたことを神様に感謝しますと微笑んでいます」

パキスタンの軍人が「私が目にしたのは、誰にも勝るプロ精神と献身です」と評価すれば、外務省職員もこう語る。

「キューバの医師たちは不満も言わずに命を救うことに最善を尽くしています」

こうした医師団の献身的な姿には現地の人々も心打たれていく。

「若い医師が、患者に現地のウルドゥー語で話しかけているのを目にし、私は畏敬の念にとらわれました」

だが、賞賛されたその医師は迷惑そうに答える。

「だって、もう三カ月もここに住み込みで働いているのです。楽ではありませんが、キャンプをしているようなものです」

キューバ人たちは、宗教や文化の違いにもよく適応した。二〇〇六年二月末までに、延べ一〇四万三一二五人に治療が行われるが、その四八・三パーセントは女性だった。しかも、四三万九八九四人は山岳集落での往診によるものだった。多くのパキスタン女性は、宗教的な理由もあって男性医師の治療を受けようとはしないが、彼女たちの命を救えたのも、派遣医師団の四四パーセントが女医だったからだ。

医師たちは最終的には二四六五人まで増員される。四四カ所に設けられた野外病院のうち三二はキューバの病院で、毎日二四時間フル稼働で治療が行われた。約四割が大手術だったが、一万以上の手術がなされ、七万六一八三人が四三万回以上のリハビリ治療を受けた。一月末からは、自分たちが去っても野外病院が運営できるよう、九〇〇人ものパキスタンの医大生や軍医たちとともに現場での実践授業を開始し、六カ月の活動を終えると、エックス線や超音波検査器で完全装備された野外病院は、二三四・五トンの医薬品や二七五・五トンの機器とともども寄付された。さらに、現地では手に負えない患者を乗せた飛行機がハバナに飛んだ。その一方で、パキスタン人たちが目にしたのは、キューバのグアンタナモの捕虜収容所、米軍基地へと次々と向かう米国の軍用機だった。

当初、キューバの医療隊は、革命活動を行うかもしれないと恐れられ、何十人もの諜報員から監視されていたという。だが、次第にキューバへの評価は変わり、新聞紙上にもキューバの医療や教育成果の特集記事が掲載され始める。ジャベド・ジャバー元大臣はこう語る。

「パキスタン人は、初めて医療分野でのキューバの進歩を目にしました。キューバの医師たちは、片言ですがウルドゥー語すら話し、地元住民と素晴らしい関係を育んだのです。小国でありながら、こと医療と教育にかけてはキューバは超大国なのです」

地震後に故郷に戻ったパキスタン出身の作家タリク・アリ氏もこう感想を述べている。

「キューバの医師たちの行動は、歴史に深く刻まれることでしょう。わが同胞の多くは、いま、愛について新たな言葉を学びました。それは、キューバです」

中部ジャワ〜激甚被災地に踏みとどまった援助隊

ジャワ島中部のクラテン地区にウェディという村がある。だが、絵のように美しい村の平和な暮らしは、二〇〇六年五月二七日の朝に一変した。パキスタン北部大地震の半年後、ジャワでも、死者約六〇〇〇人、負傷者二万人、住居倒壊一〇万戸、被災者約六五万人に及ぶジャワ島中部地震が発生したのだ。震源地に近かっただけに村は大打撃を受け、家屋の七五パーセントが倒壊し、四人に三人が負傷する。まにあわせの竹製の病床が作られたが、老人たちですら瓦礫の中で野ざらしにされる状態だった。

日本、イタリア、ポーランドと世界各地から援助団が駆けつけるが、二カ月も経つと海外からの医師たちは次々と帰途についていった。だが、地元からの強い要請を受け、なおも現地に踏みとどまった一団がある。キューバからの医療隊だ。

キューバは、一三五人からなる医療隊を送り、地震発生から二週間も経たない六月六日には、最も被害を受けたクラテン地区のガンティワルノとプラムバナンの二カ所に超音波診断器などで完全装備された野外病院を設置する。送り込まれたのは、ハイチ、グアテマラなど各地で経験を積んだベテランの整形外科医たちで、うち、九六人はパキスタンでも活躍した。キューバは二〇〇四年一二月一二日のスマトラ沖地震の大津波の際もスリランカやインドネシアのアチェで援助しているからアジアでの経験も持っていた。

患者は、まずファミリー・ドクターの診断やレントゲン検査を受け、必要があれば外科手術を施される。複雑骨折や移植手術もベテラン医師たちには手なれたものだ。しかも、治療代は一切かからない。

家の倒壊で大腿骨がむき出しになるほどの大怪我を負った六歳の娘を治してもらったニキさんは「こ

んなにも無欲な人たちがこの世の中にいるとは思いませんでした」と何度も感謝の言葉を繰り返す。

「夫に必要な血液代を支払うお金がありませんでした。でも、神様とキューバのお医者さんのおかげで夫は命を拾ったんです。どうか、ここでしたように貧しい人たちを助けて、みんなの命を救い続けてください」

別の女性もキューバの看護師にキスをすると強く抱きしめる。

被災地では、外科手術だけでなく、メンタル・ヘルスも必要となる。例えば、ウェディ村の一〇歳の少女、ナニさんはもともと陽気な少女だったが、地震で精神的なトラウマを負ってしまった。地震を思い出すと恐怖心がよみがえり「一番悲しいのは、学校がなくなってしまったこと」と目に涙を浮かべる。だが、ソフト面でもキューバはぬかりはなく、子どもたちを元気づけるための様々な活動を行った。

「いまは幸せです。お医者さんが訪ねてくれたし、小さな妹や他の学校の友達にも予防注射をしてくれたから」

キューバの援助隊は、ナニさんを含め、カルテンの約一万人の住民に破傷風の予防注射や医療教育を行った。

インドネシアは鉱物資源に恵まれた豊かな国だが、貧しい人々は十分な医療サービスを受けられない。そこで、噂を聞きつけ、周囲の村や三〇キロも離れたジョグジャカルタからも患者が野外病院を訪れるようになっていく。早朝からテントの外には夜通し長い道を歩いてきた患者の長蛇の列ができた。クラテン地区で調整活動に携わるロニー・ロキト博士はこう語る。

「ほとんど誰も耳にしたことがなかったはるか彼方の貧しい国から、ここまで医師たちがやってきたことにはとても驚かされました。ですが、キューバの医療隊には感謝しています。とてもフレンドリーで、おまけに医療水準が高い。完璧です。レントゲンで検査し、直ちに施術し、怪我をたちまち治してしまいます。私たちはキューバの医療から学ぶことができます。おまけに、わが国が資金を出していないのに無料なのです。無料の治療を受けるため、ジョグジャカルタからもたくさんの人々がやってきています。診療費を支払えないほど貧しいからです。治療代がかからないことに皆とても喜んでいますし、カストロに感謝しています」

父親がヘルニア手術を受けたガルワノ氏はこう述べる。

「父と一緒にキューバの病院にやってきましたが、感謝とともに驚いています。ただひとつの国、キューバだけがインドネシアの人々に長期にわたって治療をしてくれたのです」

こうしたキューバの活動は国際メディアからはほとんど無視されている。加えて、米国はクラテンだけでなく、東ティモールでも援助活動を行うキューバには何か政治的な狙いがあると、その動機を疑問視し批判する。だが、ガンティワルノ野外病院の集中治療室で働くオスカル・プトル医師はどんな裏の意図もないと否定する。

「なぜここにいるのかと多くの人が問いかけますが、私たちは純粋に人道的な動機からここにやってきています。人々の命を救うためにここにいるのです。一番大切なことは、医師と患者との関係です。患者は私たちを信頼してくれています。私たちが医師であると同時に人間でもあることをわかってくれているのです」

ユニセフのカリダ・アフマド氏もこれに賛同する。

「キューバ人たちは、患者を人間として治療しています。言語の障壁があるにもかかわらず、被災地の誰もが感謝していました」

インドネシア側もこうしたキューバの活動を支援する。医大生たちが、ボランティアで通訳を務めたのだ。

医療隊の隊長ルイス・オリベロス博士は、インドネシア側の協力に感謝する。

「政府も我々の仕事を理解し、とても協力的です。外相や高級官僚たちが野外病院を訪れましたが、それは、われわれやキューバへの敬意の証です」

インドネシアの宗教もパキスタンと同じくイスラム教で、保守的な農村では、女性たちは男性医師に診察されることを躊躇する。だが、インドネシアでも医師の約半分の六五人が女医だったことから治療活動はスムーズに進んだ。

現地に到着して四五日目に、キューバ人たちは初めての出産にも立ち会うことになる。以来、妊娠女性へのケアも優先されるようになり、野外病院で三四人の新たな命が生まれた。

医療隊が滞在したのは三カ月で、その間、被災者だけでなく一〇万人の貧しい人々に治療を行い、二二〇九もの手術を施した。そして、パキスタンと同じく現地を去る際には、六〇トンもの医薬品を含め、全施設をすべて政府に寄付した。だが、その活動実績は、こんな形で残っている。ある医師の帝王切開手術を受けた夫婦は感謝の意を込めて、生まれた子どもに「キューバ」という名をつけた。

二一世紀のサンダー・バード、「ヘンリー・リーブ」国際救助隊

事故や災害で絶体絶命の危機に陥っていると、世界のどこであれ椰子の木に囲まれた南の島から緊急出動。高度な技術を駆使して災害と格闘し、人々が救われると一銭ももらわずに消えていく。キューバのことではない。一九六五年にイギリスで製作された特撮人形劇、「サンダー・バード」の設定だ。だが、その国際医療救助隊の活動は、まさに今世紀のサンダー・バードを想起させるものがある。

この緊急国際救助隊が結成されたのは、二〇〇五年九月一九日とまだ日が浅く、ある大災害が契機となっている。カストロの説明を聞いてみよう。

「そもそもこの国際援助隊は、カトリーナ・ハリケーンの直後に編成された一五〇〇名もの医師たちから形成されたものだ」

二〇〇五年八月二九日、米国南部は超大型「ハリケーン・カトリーナ」の直撃を受ける。ジャズの都として知られるニューオリンズ市では高潮で堤防が決壊し、三〇日には市域の八割が水没する。緊急避

難命令が出されたが、移動手段を持たない低所得者は取り残され、ルイジアナ州では一四六四人、ミシシッピ州では二三八人の死者が出た。八月三一日、米国議会は一〇五億ドルの緊急対策費を計上、九月八日には被災地の復旧費も盛り込んで総額五一八億ドルの補正予算を成立させた。だが、ブッシュ大統領は一〇月四日の記者会見でこう述べている。

「米国で経済成長や雇用創出の駆動力となっているのは民間部門だ。この民間部門が沿岸地域復興のエンジンとなるだろう。議会は可能な限り、ハリケーンの援助予算のために経費を削減する必要がある。私は議会にセキュリティ以外の支出をカットするよう申し入れる」

米国国防総省（ペンタゴン）の四四五〇億ドルもの軍事予算には手をつけないが、この財源を捻出するため、既存の社会福祉予算をカットすると述べたのだ。さらに「連邦政府には地域再建の責任はない」とも付け加えた。

だが、キューバの対応は違った。「米国はキューバを経済封鎖している敵対国だが、それは人道援助とは関係ない。犠牲者を救助するための医師団を派遣したい」と九月一日に発表。一五八六人の援助医師団が組織され、銘々でリュックに医薬品を詰め込み、米国側の承諾が得られ次第、直ちにヒューストンに飛び立つべくハバナに集結していた。平均年齢は三二歳。うち八五七人は女性だが、誰もが一〇年の医療経験を積んだベテランで、災害や伝染病治療の特訓を受けた者たちだった。キューバ滞在中に、通訳を務めてくれた元外交官のミゲル・バヨナ氏はこう語る。

「キューバでは米国のニュース専門局CNNも見られます。水に浸かった屋根の上で、一人の黒人が、助けを求めていたシーンを忘れられません」

当然のことながら米国はキューバの援助申請をはねつけた。カストロは言う。

「そう、米国は一五〇〇人の医師を送るというわれわれの申し出には応じなかった。そのことを思うと心が痛む。水に囲まれ、死の間際に置かれ、絶望している人民の何人かはたぶん救えたかもしれないのにだ」

だが、結成された医師団は解散せず、二〇〇三～〇四年に新たな学位を得た二〇〇〇人の医師や五年生の医学生八〇〇人、六年生六〇〇人も加わり、三カ月後には三〇〇〇人もの集団になっていた。このボランティアの医師たちからなる援助団は「ヘンリー・リーブ国際救助隊」と命名された。ヘンリー・リーブとは、いまから一〇〇年前にキューバのスペインからの独立戦争を応援するため戦ったニューヨーク出身の青年である。リーブは南北戦争で戦った後、一八六九年五月にキューバにわたり、四〇〇回以上もの戦闘で奮戦した准将だった。一八七六年にマタンサス州で率いた部隊が全滅すると、敵に捕われるよりはと、二七歳で自ら命を絶っている。キューバはこの業績をたたえ、新たに編成した救助隊の名前としたのだった。

二〇〇五年一〇月、ハリケーン・スタンが中米を直撃し、グアテマラが死者六七〇人、行方不明八四四人、家屋喪失三万二八〇七戸という甚大な被害に見舞われると、編成されたばかりのヘンリー・リーブ救助隊のうち、六〇〇名が現地に飛んだ。そして、以前から医療援助に従事していた二〇〇人のキューバの医師たちと合流し、一四万四八一六人に治療を行っている。

カストロは、医科大学の卒業式で学生たちにこう語った。

「ハリケーン、洪水、その他の天災に直面するどんな国に対してもヘンリー・リーブは援助をするだろう。先進諸国が、アフリカでエイズと戦うことを決意するならば、働く医師たちを必要とするが、ヘンリー・リーブはこの戦いにも使うことができる」

援助隊に参加する医師たちは、疫学の知識を持ち、最低二カ国語を話せ、壮健でなければならないし、僻地に行くためパラシュートでの降下訓練も受ける。

カストロは医師教育についてこうも語っている。

「われわれは健康の普及と人類への責務という倫理観を持つよう、医師たちを最新の教育技術で訓練していく」

こうした哲学の下、ヘンリー・リーブだけでなく、二〇〇五年現在、二万四九五〇人のキューバの医師たちが六八カ国で働いている。被災時におけるキューバの活動は、国連開発計画（ＵＮＤＰ）からも認識され、カリブ諸国連合は、災害管理で地域間協力を推進する「災害リスク軽減ネットワーク」の本部として、キューバの首都ハバナを選んだ。だが、キューバはそれでも満足せず、さらなる手を打っていた。

◉コラム1

チェルノブイリの子どもたち

　ハバナから東に二〇キロ。タララ・ビーチで、元気に泳ぎはしゃぎまわる子どもたち。だが、なぜか、どの子も髪の毛がなく皮膚には醜いシミがある。人類史上最悪の原発事故からすでに二〇年以上の歳月が流れたが、影響はいまだに尾を引いている。ビーチで遊ぶ子どもたちは、事故当時は生まれてもいなかった。だが、甲状腺癌、白血病、尋常性白斑、乾癬、側弯症、筋萎症等と様々な障害に苦しめられている。

　この子どもたちを救おう。一九九〇年、キューバは支援プロジェクトを立ち上げる。

　やってくる子どもたちの、約三パーセントは、かなり病状が深刻で、一年以上の治療が必要だ。一七パーセントは到着と同時に入院し、癌や白血病なら、すぐに化学療法や外科手術を受ける。それ以外の比較的症状が軽い子どもは、カリブの日差しをたっぷり浴びて、三カ月ほどで元気になって帰国していく。だが、一見健康そうに見える子どもも、心に傷を負っている。

「どれほど長く生きられるのかがわからないので、多くの子が不安を抱えています」と小児科医のマリア・テレサさんが言えば、「だから、毎日、ビーチで遊び、音楽やダンスを楽しむレクリエーションが、医学的治療と同じほど重要なのです」とタララ小児科医院のフリオ・メディーナ院長も語る。

　子どもたちは野球帽をかぶり、長袖のシャツで皮膚を隠してキューバにやって来る。

「自分の姿を恥じているのです。たとえ、髪の毛がなく、皮膚にシミがあっても、私たちは普通の子として扱います。人間には内面的な知性のように見かけよりもずっと大切なものがあることを教えます」

キューバ人たちは、子どもたちをからかわず、差別もしない。だから、キューバで二～三週間も過ごせば、子どもたちの自虐意識もなくなっていく。そして、キューバの医師たちは、深刻なモノ不足の中でも、人の胎盤や鮫の軟骨を利用し、尋常性白斑や脱毛症等を治療する方法を見つけ出す。毎朝、胎盤から作ったローションを塗り、六割は頭皮に赤外線を一五分ほど照射することで、六割は髪の毛がまた生え、肌の障害は最高では九九パーセントまで治せるようになった。「ずっとここにいたい」と言うウクライナのスベタさん（一五歳）のまつ毛は、やっと生え始めている。

アナトリ氏も、一縷の望みを抱いてウクライナからやってきた。息子のアレクセイは二歳のときに、白血病で後三カ月の命と診断された。治療には四万～五万ドルもかかる。そんな金はどこにもない。そこで、友人からキューバの話を耳にし、治療を受けたいと申請したのだ。

「ここで四年が経ちます。息子は生きているだけでなく、駆けまわり、笑っています」

過去一六年で、一五人の命は救えなかったが、六人には骨髄移植、一一人には腎臓移植を行い、二八九人の白血病の子どもは治療された。それも、全部無料である。当初キューバは、一万人の被曝者を治療するという壮大な目標を立てていた。だが、ソ連崩壊による資金不足で一時は二〇〇〇人しか治療できるゆとりがなくなった。だが、それでも、プロジェクトを放棄しなかった。プログラムのコーディネーター、ラシエル・リャネス医師は言う。

「キューバは、チェルノブイリは全人類にとっての悲劇だと考えます。だから、プログラムを続けるのです」

経済危機の最中に治療を受けたラリサ・ウクラインスカヤさんはこう語っている。

「息子の治療には、抗生物質やホルモン等高額の薬が必要でした。キューバは衣服、パン、ミルク、洗剤、紙と何もかも不足していました。ですが、彼らはお金を求めようとしません。キューバは小さな国ですが、大きなハートがあります」

国民も政府の姿勢に理解を示し、ある女性は、当時こう主張している。

「困っている人に提供できるものがあるなら、それをすることは私たちの責務です。いまは十分な食べ物がありませんが、だからといって、被曝した子どもたちを無視はできません。それが革命や国際的連帯の基本だからです」

一九九〇年三月二九日に一三九人の重病の子どもたちがやってきて以来、これまで治療してきた人数は二万二〇〇〇人（うち、子どもが一万八五四六人）で、いまも治療は続いている。ちなみに、米国では事故直後には五〇〇人もの子どもを治療するプロジェクトがあったが、その後は急速に関心が薄れ、例えば、九一年にカリフォルニアのNGOが受け入れた人数は一〇人となっている。現在は、ボストンに本拠を置くNGOの援助プログラムが、最大の援助プロジェクトとなっているが、その受け入れ延べ人数は一二〇〇人である。

2 ラテンアメリカ医科大学

ユニークな実践医科大学

ハバナから西に車を四〇分ほど走らせると、海辺に面した広大なラテンアメリカ医科大学のキャンパスにたどりつく。以前の海軍兵学校を改築した建物はなかなか近代的だが、大学はまだできたてのほやほやだ。

一九九八年一〇月、中米・カリブ地帯をハリケーン・ホルへとハリケーン・ミッチがダブルパンチで見舞う。とりわけ、ミッチは前例がないほどの巨大ハリケーンで、ホンジュラス、ニカラグア、グアテマラ、エルサルバドルの中米四カ国では死者・行方不明者は一万八五〇〇人にも及んだ。キューバは直ちに激甚地に一〇〇〇人もの医師団を送り込むが、現地では基礎的な医療サービスが決定的に欠けていた。この経験から、キューバは二つの決定を行う。ひとつは、援助先の医療制度を強化するため、さらに支援を拡充すること。もうひとつは、新たに現地で医師を養成することだった。医師が育てば、将来的にはキューバからの緊急援助もいらなくなる。だが、それにはまず教育が必要だ。そこで、キューバで医学を学ばせ、若き医師たちを養成することにしたのだという。

一九九九年一一月にハバナで開催された第九回イベロ・アメリカ・サミットで、各国元首や政府関係者の参加の下ラテンアメリカ医科大学の設立が提案され、正式に開校した。注1

入学した学生たちは、最初の二年間はこのキャンパスで学び、注2その後の四年は各地の二一の医学校で、キューバの医師の卵たちとともに専門課程を学ぶことになる。

初年度に入学したのは、一五九五人だが、毎年生徒が増え、二〇〇五〜〇六年学期では、二七カ国から一万六六六一人の留学生たちが学ぶまでに至っている。うち、一万八四人は医療、六七人は口腔病学（歯科医）、一三四人は看護、三七六人が医療技術だ。

ラテンアメリカ医科大学はキューバが肝煎りで創設しただけに、世界の他の医学校には見られないユニークな特徴がいくつかある。ひとつは、僻村、先住民居住区など医師がいない貧しい地区から学生たちを募集していることだ。学生たちの出身地は二八カ国に及ぶが、その多くがラテンアメリカやアフリカの貧しい開発途上国だ。さらに、グアテマラだけでも二二もの部族がいるようにラテンアメリカには先住民族が多いが、一〇一もの部族出身の学生がいる。そして、一人ひとりの文化的、民族的、宗教的

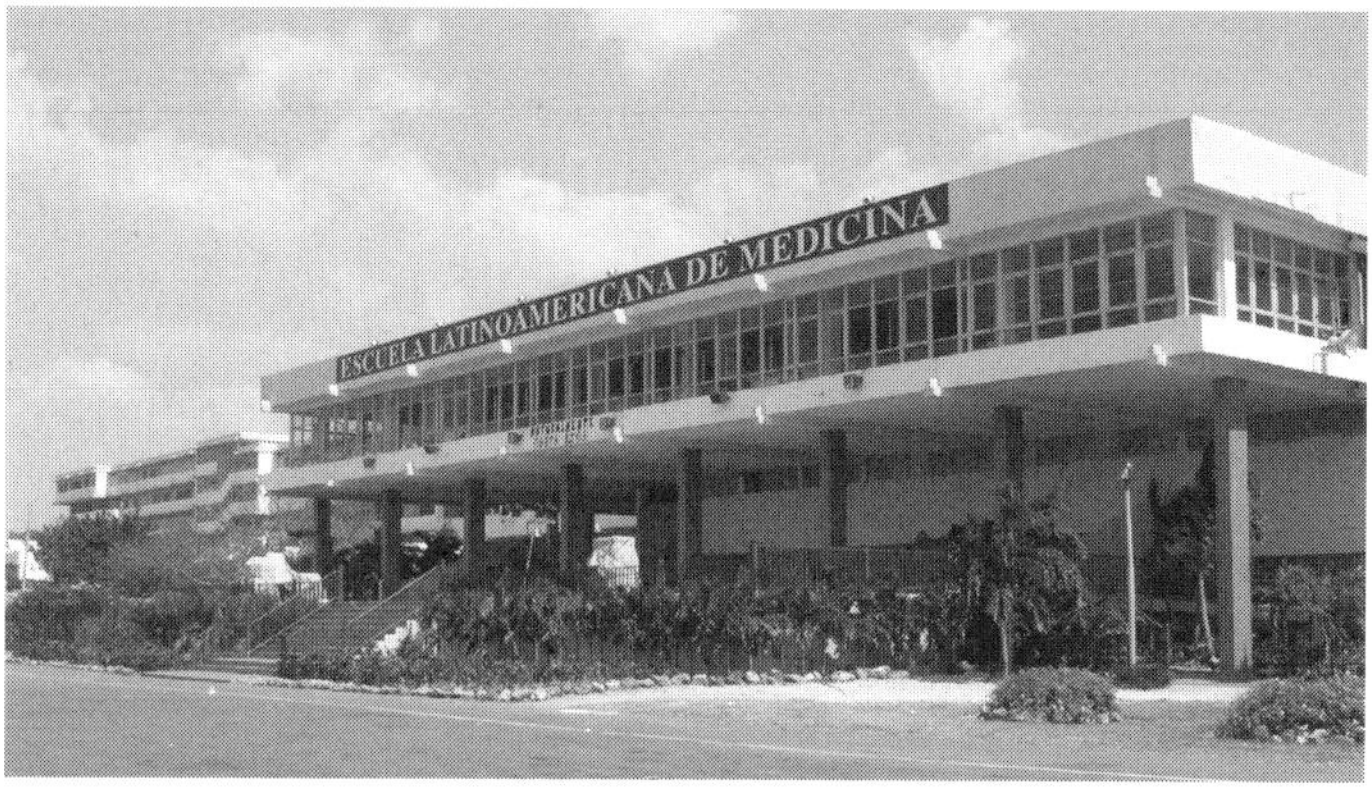

28カ国からの留学生たちが1万人も学ぶラテンアメリカ医科大学のキャンパス

な背景を尊重しながらも、専門的な国際人を育成することを目指している。男女差別もなく、学生の五一パーセントは女性だ。

二つ目は、六年の研修期間中の授業料、下宿代、食費、書籍代、衣服代とすべてをキューバが負担し、一切経費がかからないことだ。おまけに毎月一〇〇ペソの奨学金が支給される。貧しい農村出身で二五歳以下であることが応募条件で、入学試験もあるが、入学にあたってはひとつ条件がある。卒業後はすでに医師がいる街ではなく、貧しい農山村や先住民の居住地で働くことを誓わなければならないのだ。日本流にいうならば、さしずめ自治医科大学のカリブ版ということになるだろう。

厚生省の高等教育局長フランシスコ・デュラン博士はこう述べる。

「この人道主義の哲学は授業では教えられません。ですが、学校生活を通じて強化されることになります。例えば、学生たちのまわりには過酷な状況下で海外援助にでかけた医師たちがいますし、学生たちは患者たちとも接するからです」

ウルグアイ出身のビクトリア・エルナンデス君はこれに賛同する。

「様々な土地からの異なる文化を持つ級友たちとともに暮らし学ぶことは、本当に豊かな体験です。道徳的な誓いは強制ではありませんが、ほとんどの卒業生たちがなんとか達成できると思っています」

医科大学は、九月から始まり一二学期にわけられているが、基礎課程では、化学、生物学、数学、物理学、健康学序論、アメリカ大陸史等を学び、必要な生徒には一二週間のスペイン語の集中コースもある。表4-1のカリキュラムをご覧いただきたい。キューバの医療哲学を反映し、理論と実践とが結びつけられていることがわかるだろう。基礎課程でもコミュニティで仕事を行い、プライマリ・ケアやコミュニティ医療を学ぶのだ。

先進国もそうだが、それ以上に開発途上国では、医師たちは治療だけでなく、健康と深く関係する経済、社会、文化・環境条件も考慮することが求められる。そこで、第一章で述べたプライマリ・ケア制度や住民参加型の公衆衛生の取り組みを実地で学ぶことが、授業に組み入れられている。コミュニティでの実習に加え、学生たちの出身地に配慮した独自プログラムもある。ひとつは熱帯伝染病の重視で、そのカリキュラムはペドロ・クリ熱帯医学研究所が組んでいる。もうひとつは夏休みを利用した自習だ。

生徒たちは夏休みに帰郷できるから、ウルグアイのビクトリア・エルナンデス君も二〇〇二年から毎

表4-1　ラテンアメリカ医科大学のカリキュラム

1年	1学期	包括的一般医学入門(家族医療)、解剖Ⅰ、組織学Ⅰ、発生学Ⅰ 、細胞と分子生物学、医学史Ⅰ、英語Ⅰ、スポーツ・体育Ⅰ
	2学期	解剖Ⅱ、組織学Ⅱ、生理学Ⅰ、新陳代謝とその規則、歴史・医学Ⅱ、医療情報学Ⅰ、英語Ⅱ、スポーツ・体育Ⅱ
2年	3学期	解剖Ⅲ、組織学Ⅲ、発生学Ⅱ、生理学Ⅱ、英語Ⅲ、スポーツ・体育Ⅲ
	4学期	病理学、微生物学、心理学Ⅰ、医学情報科学Ⅱ、医療実践入門、遺伝学、英語Ⅳ、スポーツ・体育Ⅳ
3年	5学期	心理学Ⅱ、薬物学Ⅰ、英語Ⅴなど
	6学期	内科、薬物学Ⅱ、英語Ⅵ
4年	7学期	包括的一般医学Ⅰ（家族医療）、一般外科、産科学・婦人科医学、災害医学Ⅰ、英語Ⅶ
	8学期	小児科、英語Ⅷ
5年	9学期	公衆衛生、包括的一般医学Ⅱ（家族医療）、精神医学、災害医学Ⅱ、英語Ⅸ
	10学期	耳鼻咽喉科学、泌尿器科、整形外科と外傷学、眼科、皮膚科、法医学と倫理学1、オルタナティブ医療2、英語Ⅹ
6年（インターン）		インターン:プレ専門実践 ・内科／10週、・小児科／10週、・産科学＆婦人科医学／7週、・外科／7週、・包括的一般医学（家族医療）／7週、・医師検定試験／4週

出典：Vice Ministry for Medical Education and Research, Ministry of Public Health

年休みに郷里の首都モンテビデオの郊外のスラム、コロニア・ニコリで奉仕活動を行ってきた。そして、ただ待つだけでなく、変革を起こすことが可能であることを体感しているという。

ホンジュラス出身のルーサ・カスティージョ君も良い体験をした一人だ。ホンジュラスでは医学校は首都テグシガルパにひとつあるだけで、月収が約六〇〇ペソしかないのに解剖学の書籍だけで約五〇〇ペソもする。そこで、一時期は医師になることをあきらめていた。あこがれの医学校に入れただけに、ルーサ君も休暇のうち一五日はコミュニティのボランティアに費やしていた。そして、七五歳のある老人から「そばに座って手をとってくれるなど、こんなにも親切にお医者に診てもらえたことはなかった」と感謝され、改めて自分の使命を再認識するのである。

また、二〇〇三年の夏にはテグシガルパでデング熱が発生したが、ルーサ君をはじめ、四九七人のホンジュラス出身の学生たちが、キューバの医療隊とともに夏休みのすべてをデング熱防止活動にささげた。

「僕らは診療所にいたのですが、何百人もの母親たちがデング熱で苦しむ子どもを連れてきました。何人かはすでに出血性の兆候を示していましたが、ある母親は子どもの緊急検査が必要なのに検査代が払えないため、診療所を出ていってしまったのです。治療室で待っていた僕らは検査にあまり時間がかかるので気がついたんです。あわてて連れ戻し、僕らのお金を集めて検査代を払ったんですが、白衣を着た学生たちのこの所作はまわりの人々に衝撃を与えました。日夜こうしてデング熱と戦ったんですが、とても大きな経験でした」

キューバ側も学生たちのこうした経験を踏まえ、教授陣の指導の下、二〇〇五年にはパイロット・プロジェクトとしてハイチ、ベネズエラ、ホンジュラス、グアテマラ出身の六年生たちが、祖国で半年間のインターン研修を行った。このように実践をベースに、とかく金儲けに走りがちな現在の医療状況とはあべこべのキューバ流の医療哲学や理念が教え込まれていく。

米国の学生も学ぶ医科大学

意外に思われるかもしれないが、ラテンアメリカ医科大学には米国出身の学生も入学している。二〇〇〇年六月にキューバを訪れた米国のアフリカ系議員ベニー・トンプソンらから、アフリカ系米国人の居住区での医師不足を聞かされたカストロは、二〇〇一年にニューヨークのハーレムで行った講演で「米国においては医学の学位を得るのに二〇万ドルかかる。われわれは、それを払う余裕がない貧しい若者たちに奨学金を提供する準備ができている」と、アフリカ系やヒスパニック系米国人、ネイティブ・アメリカン向けに年間五〇〇人という他国以上の留学枠を申し出たのだ。

コラム2で紹介するこのときのカストロの演説がよく現状を浮き彫りにしているが、米国のアフリカ系米国人の居住区での医師不足にはかなり深刻なものがある。イスラム聖職者医療人権サービスのアブダル・アリム・ムハマド医師は状況をこう嘆く。

「私は一九九五年に初めてキューバを訪れましたが、どのコミュニティ、学校、工場にも医師がいました。医師と患者率は一六五人に一人と世界一です。ひるがえって、わが国では全国医師協会によれば、四〇〇〇万人いる黒人に対し、二万三〇〇〇人の黒人医師しかいません。医師一人当たりの患者は二〇〇〇人です。そして、全国的には黒人医師が全くいない地域もあるのです。第三世界の医療水準で、これではとても同胞たちの健康を守れません。白人の比率は三〇〇人に一人ですから、黒人より六倍も医師にかかれるのです。私たちは、どうやってマンパワーを獲得すればよいのでしょう。これが、キューバがやっていることの偉大さを物語っています」

米国の人口の二五パーセントは、アフリカ系、ヒスパニック系、ネイティブ・アメリカンだが、こうした階層出身の医師は六・一パーセントにすぎない。

米国からキューバへの留学プロジェクトは、「平和への牧師、コミュニティ宗教財団」のルーシャス・ウォーカー師によって立ち上げられた。

「医師は高貴な職業です。皆さんは、奉仕する人々のための宣教師・牧師でなければなりません。医師となり世に出るとき、貧しい人々のために尽くしてください。世界の中にわけいって、より良き世界、より健康な世界を築き上げてください。皆さんは、コミュニティの指導者になることができます」

ウォーカー師はこう学生たちを励ましたが、残念なことに政府間の正式な協定が結ばれていないこともあり、これまでのところ、キューバが提示した枠数をはるかに下回る人数しか学べていない。とはいえ、キューバでの経験は米国の学生たちにも夢を与えているようだ。

南カリフォルニア出身の学生サルポマ・セファ君はこう語る。

「なぜ、ハワードかメハリー大に入学しなかったのかとよく聞かれます。そこで、こう答えたのです。無論、志願したとも。でも、入学できなかったんだ」

米国ではアフリカ系米国人が比較的入学しやすい医学部は、たった二校、ハワード大学とメハリー大学にしかない。狭き門の上、学費も値上がりし、低所得階層の若者はますます医師への道を閉ざされている。医科大学に進学している米国の学生たちのほとんどは、祖国での進学を志したが、入学を認められなかった者たちである。

ニューヨーク出身のテレサ・グローバーさんもアフリカ系とチェロキー系の混血で、一九九八年にニューヨーク州立大学を卒業。生物学の学位を得てから三年働いたが、二〇〇一年に留学プログラムのことを耳にし、コミュニティ宗教財団に連絡をとった。

「医師になりたかったのですが、成績が良くてもお金がなく、ここに来る以外、医師になる術はなかったんです。私は医科大学を愛しています。すぐに患者さんともであいましたし、いまは三年生になり、もっと患者さんと触れあっています」

いま医科大学には米国出身の学生が八八人学んでいるが、その八五パーセントはマイノリティ出身で、七三パーセントは女性だ。

「私は、ここがとても気に入っています。米国では学友が落ちこぼれることが望まれています。誰かが授業を休めばその分、成績が良くなるからです。でも、キューバでは教師は私たちのことをとても気にかけてくれます。一人ひとりに、いまの進み具合がどうかと尋ねてくれるのです」

ニュージャージー州出身のニコル・マレーさんが、そう指摘すれば、ニューメキシコ州出身のジェシカ・バレトさんがこう付け加える。

「でも教師はとても厳しいのです。それは、本当に成功することを望んでいるからなんです」

医科大学では、学生たちを集中授業や家庭教師制度でフォローしている。以前に質の高い教育を受けられなかった生徒のために、クラスも少人数制となっている。こうした配慮や生徒たちの高いモチベーションもあって、医科大学の学生たちは、初年度の試験で、キューバの医学生たちの中でも最高の成績をあげたという。

カップルが抱きあう陽気なキャンパス

二〇〇五年八月二〇日、医科大学の初の卒業式が執り行われ、六年間の学業を終えた二〇カ国出身の第一期生一四九八人が卒業証書を受け取った。ハリケーンが発端となっただけに、中米の出身者がほとんどだったが、うち一人は米国の学生だった。

卒業式典には、カストロをはじめ、ベネズエラのウゴ・チャベス大統領、パナマのマルティン・トリッホス大統領ほか、各国の大統領や政府代表団が同席した。

政府間協定は米国を除いて、すでに二七カ国まで広がった。そして、式典の場でカストロは「開発途上国のためにさらに一〇万人の医師を養成するつもりであり、それにはベネズエラが協働することとなる」と発表する。予定されているのはベネズエラで六万人、それ以外のラテンアメリカやカリブ海地域で三万人だ。さらにアフリカからも入学希望が多いことから、アフリカに医学校を開設する計画も立てている。米国のアブダル・アリム・ムハマド医師はこう驚く。

「こんなことをして、キューバは何か得るものがあるのでしょうか。いいえ、何も得ません。キューバ人たちは本当に人類のことを気にかけています。人間は医療を受けるに値し、その権利を持つ。人間的な暮らしや自由を手にし、幸せを求めるに値する存在だと本気で信じ込んでいるのです」

卒業生たちにはさらなる関門がある。国家医師試験を受け、次に祖国の試験にも合格し、やっと晴れて医師になれる。医科大学の学位は、ウルグアイや中米では認められているが、それ以外の国では、まだ論議を呼んでおり、試験を受けることが求められる場合もある。だが、医科大学の学長は、学生たちはどんな試験にも合格できるほど研鑽を積んできた、と主張する。例えば、チリはラテンアメリカ内でも最も厳格な大学制度と医師認可要件がある国だが、医科大学を卒業し、チリに帰国した最初の七人の医大生は、チリ大学から学位を認められた。これは、医科大学でなされた教育の質の高さを裏づけるひとつの証といえるだろう。

「技術よりもまず患者を診ることが原則です。たとえ、十分な資材やハイテク機器がなくても、連帯精神があれば患者さんを診ることはできます」。ミーティング・ルームではこう説明を受けたのだが、医科大学の卒業生たちは、本当に開発途上国の医療を変える先駆者になれるのだろうか。キャンパス内を散策してみると、公衆の面前であっぴろげに若いカップルが抱きあってキスをしていた。さすがラテンである。だが、考えてみれば医療の前提は患者への愛である。広大なキャンパスで、抱きあう彼らはきっと将来良い医師になっていくのではないだろうか。たとえば南アフリカ出身のノンテムベコ・スィートネスさんはこう宣言している。

「医師であることは単なる職業ではありません。人々が最も必要としている場所に行くこと。すべての南アフリカ人のための医療とサービス。それが私たちが心に持っているものなんです」

注1——キューバは、以前から、渡航旅費や毎月の奨学金をすべて負担し、中米からの数百人の学生たちを留学させてきたが、ハリケーン・ミッチ以降の対策として、正式に発足したのはこのときである。

注2——サンティアゴ・デ・クーバにもキャンパスがある。フランス語を話すアフリカ人やハイチ人向けに、サンティアゴ・デ・クーバにもカリブ医学大学が設立され、そこでは二〇〇二年には二五四人のハイチ人と五一人のマリの学生が学んでいる。

◉コラム2
ニューヨークのハーレムでのカストロの演説

二〇〇〇年九月、カストロは、国連ミレニアム・サミットに参加するため、ニューヨークを訪れた際、ハーレムのリバーサイド教会で、演説をしたが、次のように話し出して会場を沸かせた。

「私は国連への訪問を四回取り消されたことがある。最初は国連の近くのホテルから放り出された。だから、二つ選択肢があった。まずは、国連の庭にテントを張ることだ。山地の中から出てきたゲリラ戦士として、そんなことは、私にはたやすいことだった。そして、さもなくばハーレムに向かうことだった。私は直ちに決意した。『よし、ハーレムに行こう。なぜなら、そこは私の最高の友人たちがいる場所だからだ……』」

だが、演説が続くにつれ、カストロは米国の内情をあからさまにしていく。米国が抱える福祉医療問題の本質を突いているのでいささか長くなるが引用してみよう。

「かように世界で最も豊かな国においてすら、深刻な社会問題がある。そのいくつかに言及したい。人口の一四パーセントの三六〇〇万人は貧困ライン以下で生活しており、その割合は他の先進国、日本やヨーロッパの倍である。四三〇〇万人には健康保険がなく、それ以外の三〇〇〇万人も極めて低度の保険しか持っていないから、実際にはないということだ。三〇〇〇万人の非識字者とさらに三〇〇〇万人の機能的非識字者もいる。これらは国際機関の公式数字だが、全国民の貧困割合は一四パーセントだが、黒人では二九パーセント以上だ。黒人の子どもたちの間では、数値は四〇パーセントにも及び、いくつかの都市や農村部では、それは五〇パーセント以上だ。経済が成長しているにもかかわらず、米国の貧困率は、西ヨーロッパよりも二～三倍も高い。加えて、米国の子どもたちの二二パーセントは貧困にあえいでいる。

全労働者のうち社会保障を持っているのは四五パーセントだけだ。国民全体では一三パーセントが六〇歳以上まで生きられない。女性は男性と同じ仕事で七三パーセントしか稼げず、パート労働が七〇パーセントを占める。彼らはいかなる社会的権利も持っていないのだ。最も豊かな一パーセントほどの人々が、一九七五年でも富の二〇パーセントを所有していたが、現在のそれは三六パーセントにもなる。そして、ギャップは拡大し続けているのだ。

いま、刑務所の死刑囚棟にいる三六〇〇人の死刑宣告者の中には、ただ一人の百万長者も、上中流階級の者もいない。なぜなのかと驚かれる人もいるかもしれないが、恐らく私よりも皆さんの方が良い答えをお持ちだろう。私は誰も非難はしない。だが、何が起きているのかだけを簡単に言おう。これは歴史上の事実だが、米国全史で、四五五人が強姦のために処刑されたが、うち四〇五人は黒人だった。すなわち一〇人のうち九人だ。そして、黒人女性を強姦したために処刑された白人はただ一人もいないのだ……」

そして、カストロは米国内の貧しい人々に医学を学ぶ機会を申し出る。

「わが国は、経済封鎖を受けているにもかかわらず、ラテンアメリカ医科大学の学生たちには絶対に経費がかからないようにしている。彼らは適切な食事や住居、実験室、教科書、衣類を支給され、交通費等のその他経費も同じくまかなわれている。兄弟愛と文化交流を促進するため、ラテンアメリカのあらゆる出身地の学生たちに門戸が開かれているのだ。

最近、私は驚かされたことがある。米国から黒人議員団が訪れたのだが『多くの地区で、一人の医師もいないのです』と伝えられたのだ。そこで、私はこう言った。『何ということだ。あなた方は米国の中の第三世界だ。よろしい。あなた方に無料で医師を送ろう。他の第三世界諸国のためにわれわれがしているのと同じ物を』。そして、こうも付け加えた。『そして、医学部を卒業するのにかかる二〇万ドルを支払う余裕がない、あなた方の地区の貧しい若者たちにも多くの奨学金を出す準備をしよう』。

私は、米国内の第三世界からわれわれが毎年二五〇人の学生を受け入れる覚悟があると断言できる。そして、われわれの側では候補者を選ばない。それは、医学を志す貧しい若者への援助を願う議員たちによって選ばれるだろう。そして、こうした若者たちは、医師として卒業した後、祖国に戻り、貢献することだろう」

3 キューバの医療外交

五〇万人に再び光を〜奇跡の眼科手術プロジェクト

いま、キューバでは、一〇以上ものホテルが、一時的ではあるものの観光客が利用できなくなっている。キューバ取材のたびに世話になる瀬戸くみこさんの事務所も某ホテル内の一室にあったのだが、政府から退去を命じられたという。だからといって、何かの政治経済的なトラブルがあるためではない。「奇跡の手術」と呼ばれる眼科治療を受けるため、ラテンアメリカやカリブ海全域から大量の人々が訪れ、その治療施設としてホテルが転用されているためなのだ。

二〇〇五年一二月二二日の国会でカストロはこう問いかけた。

「何千人もの人民の視覚を取り戻すのに、いったいいかほどの値段がかかるものだろうか。白内障、緑内障、糖尿病などの病気で目が見えなくなった人民が、視力を取り戻すのにいったいいくらかかるというのだろうか。そう。その幸せは金銭ではたとえようもない」

「奇跡の手術」が目指す目標は壮大だ。プロジェクトではラテンアメリカやカリブ海地域で視覚障害に苦しむ四五〇万人に対し、今後一〇年をかけて、無料の治療がなされることになる。

二〇〇五年の七月二五日から一一月末の間だけでもカリブ海の一〇カ国から三〇〇〇人以上が手術を受けにやってきている。ジャマイカからの第一弾は二三人だったが、白内障の手術に成功したレイモンド・スターリング氏は、手術直後にこう喜びを口にした。

「キューバに来て以前のようにまた目が見えるようになりました。まるで天国のようです」

エリノア・シャーロック、在キューバ・ジャマイカ大使も感動を隠さない。

「すでに五〇〇人以上のジャマイカ人がやってきています。皆貧しくて何人かは目が見えません。ですが、術後にはこちらをじっと眼が見つめている。そう、再び目が見えるようになったのです。『奇跡の手術』は本当に奇跡です」

感謝しているのは大使だけではない。七八人の患者とともにハバナに到着したパナマのマルティン・トリッホス大統領も、カストロへの感謝の念をこう口にする。[注1]

「多くの貧しいパナマ人が視力を回復する機会を得られたことへの感謝の証として、キューバを訪れるのは私の責務です」

実は、パナマ・キューバ間の外交関係は決裂していた。二〇〇〇年にパナマでイベロアメリカ首脳会議が開催された折、ＣＩＡお抱えの国際テロリスト、ルイス・ポサダ・カリレスによるカストロ暗殺未遂事件が起きたが、ミレヤ・モスコソ前パナマ大統領は、米国の圧力を受け、投獄されていたポサダを釈放してしまったのだ。

　だが、汚職追放、社会保障、対キューバ関係修復を重要政策として掲げた野党のトリッホスが二〇〇四年九月一日に大統領に就任すると、二国間の国交は回復する。そして、二〇〇五年八月のハバナでのカストロとの会談で、直ちに数千人の眼科治療の外交協定が結ばれる。今後は毎年、一万二〇〇〇人のパナマ人に外科手術が施されることになる。

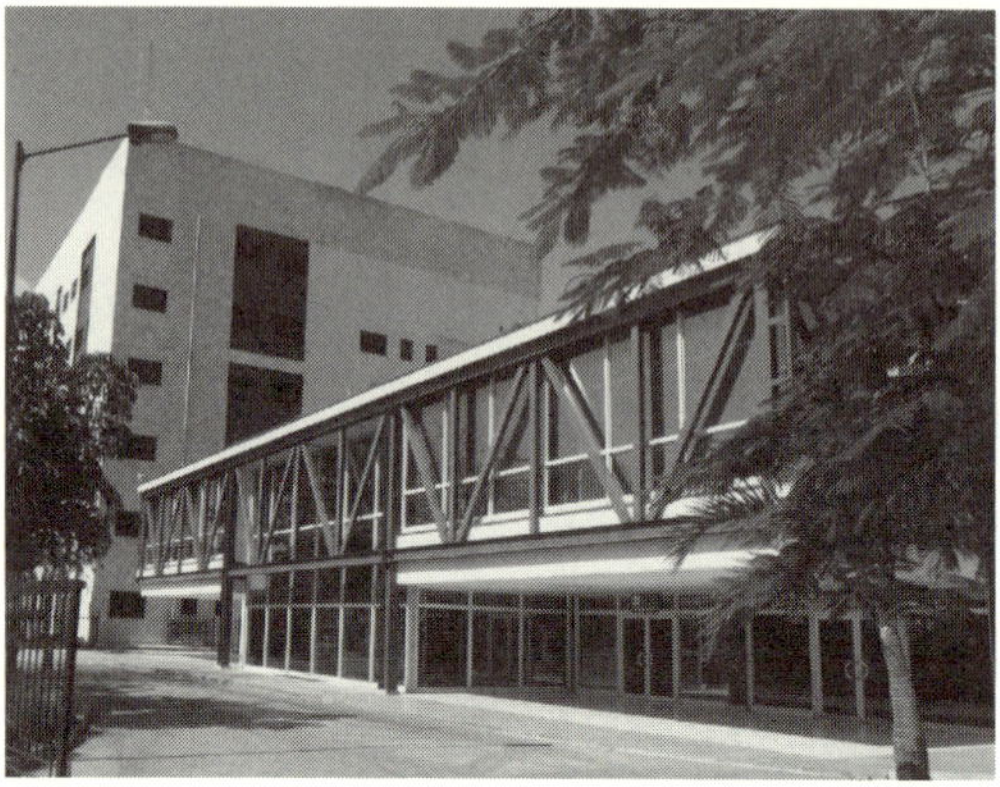

「奇跡の手術」を行うため、ハバナ市内に新たに増築された専門病院

　手術を受けているのはジャマイカやパナマ人だけではない。ボリビア、ブラジルと一五カ国以上のラテンアメリカ諸国からも、次々と貧しい患者たちがハバナに特別機で降り立って手術を受けては、目が見えるようになって帰国していく。しかも、五つ星の観光ホテルまで使われているのに、宿泊、食事代は無料で、渡航経費もかからない。二〇〇五年八月には、二〇の病院で一日に一六四八件もの施術

がなされたが、これはほぼ世界記録といえるだろう。二〇〇五年一二月一六日までには、一七万二三〇六人が手術を受けた。

だが、プロジェクトはこれで終わらず、二〇〇六年に入るとさらに進展していく。発足時にはキューバ国内の病院だけで治療がなされていたのだが、さらに事業を拡充する目的で、キューバの医療関係者の指揮の下、外科手術施設が次々と他国にも設立されたのだ。ベネズエラでは二八の手術室を備えた一三もの新しい眼科センターが運営され、二九万人以上のベネズエラ人が治療を受けたし、ボリビアのラ・パス国立眼科研究所にも近代的な設備が整備され、キューバや現地の医師に混じってラテンアメリカ医科大学の卒業者たちも活躍し、一五〇〇人以上の患者が無料で治療を受けた。ボリビアでは、まもなく、コチャバンバとサンタ・クルスに新たに眼科センターが建設され、今後は毎年最低でも五万人に手術がされる見込みとなっている。眼科施設は、エクアドル、グアテマラ、ハイチ、ホンジュラスにも建てられ、二〇〇六年一一月までに「奇跡の手術」の恩恵を受けて視力を回復した患者数は、二八カ国、四八万五四七六人に及んでいる。一〇年間で四五〇万人という一見途方もない目標も手が届かない話ではない。

革命直後から世界に向けて展開された医療援助

「国際的な医療援助を行うという考え方は、革命当初からの原則でした。ですから、ごく初期から医療援助や海外の医師養成を行ってきたのです」

厚生省の高等教育局長フランシスコ・デュラン博士が指摘するように、キューバの医療援助は一九五九年の革命直後から展開されている。例えば、一九六〇年五月に、世界観測史上最大規模のチリ地震が発生し、首都サンティアゴをはじめ、全土が壊滅状態になり、死者一七四三名、負傷者六六七名という惨事が起きた。三陸海岸にも六メートルの津波が押し寄せ、日本でも一四二名の犠牲者が出た。当時のキューバは、革命直後で経済的に苦しい上、医師の半数が国外に流出するという危機的状況だった。にもかかわらず、この災害救済のために医療隊を送り込む。一九六四年にはアルジェリアと協定を取り結び一四カ月の長期にわたり五六人の医師団を派遣している。

以来、短期・長期にわたって、小国にしては分不相応なほどの医療援助を展開してきた。一九七〇年代にはガイアナやニカラグアで援助を行い、一九七〇年代から一九八〇年代初頭にかけては、アンゴラやソマリア半島でも大がかりな民間援助プロジェクトを立ち上げる。

だが、医療援助はどうしてもその場限りの対応策になりがちである。成果を持続させ、累積的に効果をあげていくには、現地での人材育成が欠かせない。このため、キューバは医学教育にも力を入れてきた。現地で実施指導を行うだけでなく、国内の医学校にも多くの若者たちを受け入れ、無償で指導を行ってきた。一九六一年から二〇〇一年までにキューバの医学校で学んだ開発途上国出身の学生たちの延べ人数は四万人以上にも及ぶ。うち、一万六四七二人は高等教育機関を卒業し、七〇年代にキューバで学んだ若者たちは、いまでは、各国で厚生大臣などの要職に就いている。一九七六年にはイエメンでの医学校設立を援助し、その後もアンゴラ、エチオピア、ギニア・ビサウ、ニカラグア等、各国の医学校設立に尽力したり、大学の講座開設を手がけてきた。

海外医療援助活動は一九八〇年代にはピークに達する。一九八五年には一五〇〇人もの医師たちが二五カ国で活動したが、それは世界保健機関のものより多かった。一九九〇年には援助はさらに拡大し、四万六〇〇〇人もの医師、教師などが六〇カ国で活動し、住民二二八人に一人に相当する五〇万以上の市民が何らかの形で海外援助に関わっていた。ちなみに、同じ年の米国の海外協力従事者数を見てみると三万一〇〇〇人で、三万五七六〇人当たりに一人の計算になるから、いかにキューバが桁外れであったかがわかる。

ベネズエラとボリビアへの医療援助

だが、いま、ベネズエラに対して行われている医療援助はさらに桁外れのものだ。例えば、貧しい地区に診療所を建て、無料の治療活動を行う「バリオ・ア・デントロI」と称される医療プロジェクトには三万以上の医療関係者が関わっているが、うち七五パーセントの二万三三八二人はキューバ人だ。キューバの医師たちが行った治療件数は一億七一七〇万件にも及び、うち六七九〇万件は学校、職場等コミュニティ内でなされている。キューバ人たちは、家庭往診も行ったが、二四一〇万世帯に及んでいる。

加えて、一億三一〇万回の保健衛生教育活動も行っている。総合的な医療センターで、より高度な医療診断や治療、リハビリを行う「バリオ・ア・デントロⅡ」の臨床検査は八四四〇万回、うち八〇万八一五三回がCTスキャン、四万七四五四回が核磁気共鳴検査となっている。新たに設立された総合診療所を中心に緊急治療が八八万六六〇九人になされ、七二〇万人が診断を受け、五二万人が一六〇万回のリハビリ治療を受けている。さらに、こうした医療援助プログラムが維持できるよう、現地では四万人の医師や五〇〇〇人の医療従事者を訓練しており、かつ、一万人の学生をキューバ内の医学校に無料留学させている。[注2]

ベネズエラほどではないが、ボリビアでもほぼ同様の医療援助が展開され、二〇〇六年六月には一一〇〇人のキューバの医師が一八八もの農村部の市町村で無料医療を行っている。

一九七八年以来、カストロは「キューバは世界の医療のパワーになるだろう」と繰り返し主張し、海外援助への執念を燃やし続けてきたが、ここ数年の動きは、その規模においても広がりにおいても、これまで前例がない。もちろん、誰もがキューバの援助活動をありがたいものとして無条件で受け入れているわけではない。とりわけ、地元の医師や医師会の反発は大きく、ベネズエラでは医師会がストライキを起こし、二〇〇三年には、医師連盟がキューバ医師の営業禁止訴訟を起こし、法廷もこれを支持しているし、ボリビアでも、ボリビア医科大学がストライキ措置に出た。だが、チャベス政権の方針は揺るがず、ボリビアのエボ・モラレス大統領も「自分の在任期間中は、キューバの医師が出ていくことはない」と断言し、逆に医科大学に対して、これまでの態度を改め、キューバのように無料の医学教育を行うよう勧めたりした。

そこで、医師会は対抗措置として「キューバの医師たちの腕が悪い」とのネガティブ・キャンペーンを繰り広げ、ベネズエラ、南アフリカ、ジンバブエ、ハイチでも「キューバの医師の医療ミス」が捏造されている。だが、これまでただの一度も医師に診てもらったことがない患者たちは、地区に住み込み、地区内で働く医師や医療関係者の姿を絶賛している。

例えば、二〇〇三年一一月から、ベネズエラに医療援助にでかけたエルネスト・ロドリゲス歯科医師は、現地でのこんなエピソードを披露する。

「私が派遣されたのは、スリア州のラファエル・ケルデタという人口二万人ほどの最も貧しい地区でした。もちろん、医師は一人もいません。ゲリラ活動に来たのだろうとの嫌がらせを受け、住んでいた近くのパン屋からは『お前たちはカストロの犬だ』と罵倒されました」

だが、このパン屋の息子の歯が痛くなり、ロドリゲス医師の治療を受ける羽目になる。

「苦虫を噛みつぶしたような顔をしながら、親父がいくら払えばいいんだと言ったんで、もちろん、無料です。お礼はフィデルに言ってくださいと答えました」

以来、そのパン屋からは、パンが差し入れられるようになったという。

早朝四時に若い女性からたたき起こされたこともある。

「神経を抜かなければならないほど悪化していましたが、なるべく歯をもたせるのが医師としての使命です。手当てをした結果、なんとか抜歯せずにすみました」

彼女からは、帰国後も「おかげ様で良くなりました。元気でいます」とのメッセージが届くという。

平日に街中で治療を行えば、土日は、市内から二時間はかかる山奥までジープででかける。

「水も電気もないあるインディオの村では、子どもたちのほとんどが虫歯にかかっていました。歯を磨く習慣すらないのです。そこで、まず歯の磨き方から教えました。無料でいいからと言うと、皆びっくりしていました。村人たちはとても貧しくて、診察代だけで月給分にもなってしまうため、これまで誰も診察すら受けたことがなかったんです」

医師輸出で石油を獲得し経済成長

こうした草の根の医療援助は、外交関係にも影響を及ぼす。例えば、パラグアイのニカノール・ドゥアルテ大統領は、二〇〇四年四月にブッシュ大統領が自ら訪ね、キューバへの経済封鎖に賛同を求めたにもかかわらず、ジュネーブの国連人権委員会では、こう述べて棄権した。

「六年以上も前からの協定で、キューバの医師がパラグアイで医療援助をしているし、貧しい家庭出身の六〇〇人もの若者も奨学金のおかげでキューバで学べている」

米国の経済封鎖政策に賛同しているのは、世界広しといえども、たった三カ国だけなのだ。[注3]

ジャワ島中部地震の援助の後、インドネシアのユドヨノ大統領はキューバの医師たちを前に「あなたたちの英雄的な偉業は決して忘れられないだろう」と最大級の感謝の言葉を述べたし、パキスタンの援助にはさらに後日談がある。ムシャラフ政権は、在パキスタンの米国大使館から、キューバの人道援助を受け入れないよう圧力をかけられていたのだが、ムシャラフ大統領は「最も心温まる手紙のひとつはカストロからのものだった。カストロは何千ものパキスタン人民が痛みに耐えながら手術を待つ日々を過ごしていることを思うと、私は気が休まらないとの手紙をよこしてくれたのだ」と語り、この援助を通じて二国間の外交関係が確立されたのである。

同大統領は、キューバが議長国を務め二〇〇六年九月にハバナで開催された第一四回非同盟諸国首脳会議にも参加している。軍事力をバックにした米国のパワーがトーンダウンする一方で、人道援助を通じたキューバのソフト・パワーは外交面で着実に成果をあげている。

だが、たかだか人口一一〇〇万人にすぎない小国が、世界を股にかけた医療援助活動をこれまで展開できたのは、バックにソ連という親分がいたからだった。だが、そのソ連は消滅し、もはやない。わずか数年前までは、経済危機で青息吐息であったはずなのに、いったいキューバに何が起こったのだろうか。なぜ再びキューバは国際舞台に舞い戻ってこられたのだろうか。種を明かせば、ベネズエラという新たなパトロンができたからにほかならない。

ベネズエラは世界第五位の産油大国で、いまも米国がその輸入石油の一五パーセントを依存しているくらいだから、以前はもっと露骨に米国の統制下に置かれていた。カストロは革命直後に、当時のロムロ・ベタンクール大統領に石油提供や資金援助を求め、断られた経緯がある。だが、四〇年後の一九九九年にウゴ・チャベス政権が誕生すると、キューバが待ち望んでいた有利な条件での貿易や投資、資金援助が始まったのだ。

二〇〇二年のキューバの経済成長は二〇〇一年に米国で起きた同時多発テロの影響で一・一パーセントと低迷していたが、翌〇三年は当初の一・五パーセントという予想を上回り、二・六パーセントを達成したし、その後も、〇四年に五パーセント、〇五年は一一・八パーセント、〇六年は、一二・五パーセントと驚異的な成長記録をあげ続けている。むろん、ラテンアメリカ内でも最高の伸び率だが、これにはベネズエラとの貿易協定が大きい。ベネズエラとの貿易額は、九九年には四・六億ドルにすぎなかったが、うなぎのぼりで増え続け、〇二年には七・四億ドル、〇三年には八・六億ドル、〇四年には一三・五億ドル、〇五年には二四億ドルを超え、翌〇六年は最初の三カ月間で早くも一二億ドルとなっている。

二〇〇六年四月三〇日、筆者が滞在中のキューバの革命広場には、全国各地から学生たちが集まり、ウゴ・チャベスとモボ・モラレス両大統領の訪問で沸き立っていたが、これにはわけがある。キューバとベネズエラは、米国が推進する「米州自由貿易地域協定」（FTAA）に対抗し、〇五年四月に、「ボリバル代替統合構想」（ALBA）を取り結んだが、この日にボリビアもこの構想に加わったのだ。[注4] 脱グローバル化に向け、社会主義を掲げる三国の経済・政治同盟が結ばれた歴史的瞬間に立ち会ったことになる。翌〇七年の四月末日にベネズエラで開かれた第五回ボリバル代替統合構想首脳会議には、一六年ぶりに大統領に返り咲いた左派のダニエル・オルテガ・ニカラグア大統領やレネー・プレバル・ハイチ大統領も参加する。そして、エクアドルのラファエル・コレア新大統領もボリバル路線を表明している。おまけに、チャベスは会議の翌日の三〇日には、「もう、これ以上ワシントンに世話になる必要はない」と世界銀行とIMF（国際通貨基金）からの脱退宣言を行っている。

いま、ラテンアメリカではベネズエラを核に大きな政治的地殻変動が起きている。だが、チャベスが支持される背景には、彼一流の政治パフォーマンスだけではなく、地に足がついたキューバからの技術援助がある。自給率が二〇パーセントそこそこしかないベネ

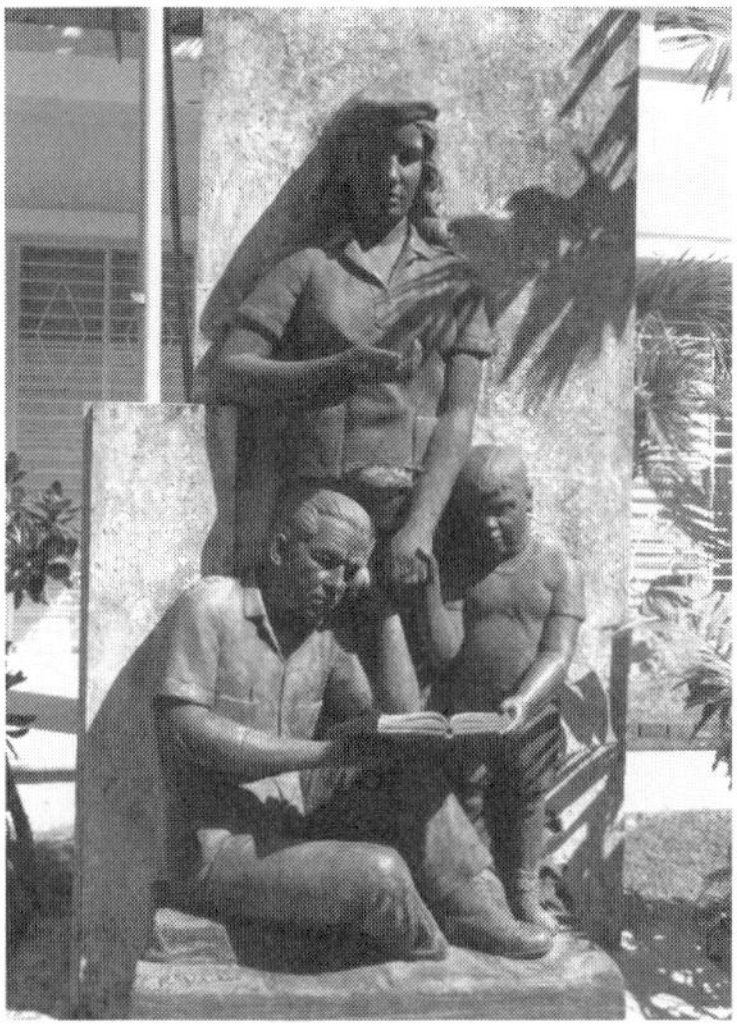

ハバナ市内の識字教育博物館の入り口にある銅像。若き女性革命家が文字を読めない農民を教えている。博物館と同じ敷地内の印刷工場ではベネズエラ向けの教科書が印刷されていた。識字教育運動は今も現役なのだ。

ズエラでは、首都カラカスで有機野菜の菜園づくりが進められているが、その技術はキューバが援助しているものだし、一〇〇万人に読み書きを教える識字教育運動「ロビンソン計画」と「リバス計画」の教科書も、ハバナで印刷されている。数年前までは孤立感が強かったキューバなのだが、ベネズエラという相棒を得たことで、水を得た魚のように、その医療援助の範囲と規模を広げていく。冒頭で触れた「奇跡の手術」の経費も、ベネズエラ政府の豊富な石油資金から供給されている。当初はベネズエラ人を治療するため二〇〇四年に立ち上げられたプロジェクトだったが、〇五年夏のカストロとチャベスの会見で、ラテンアメリカ・カリブ海全域までプロジェクトが拡充されたのだ。

米国でキューバ医療を研究する、ジュリー・フェインシルバー女史は、状況を次のように分析し、警告する。

「いま、石油という豊かな富を持つカストロの友人、ウゴ・チャベスの支援を受け、カストロは、ラテンアメリカの貧しい人民たちの健康を改善するため、巨大な医療援助を行おうとしている。医師がいない地域で貧しい人々を無料で治療し、あたりまえの業務として往診を行うことで、こうした医師たちは社会主義のイデオロギーよりも、重大な脅威をもたらしている。派遣先で医療活動を続けることで医師たちは、現地の医療制度や専門機関、価値観や社会構造に揺さぶりをかけている。これが現在のキューバの脅威なのだ。経済封鎖問題では、キューバを孤立させるよりも、むしろ孤立するようになっているのは米国だ。これにもキューバの医療援助が影響していると見るべきだ」

もちろん、ブッシュ政権も黙って指をくわえているわけではない。二〇〇六年八月七日に従来の政策転換を発表する。キューバ経済を支える医師と石油とのつながりを断ち切り、海外で医療援助に参加しているキューバ人医師たちの移住を緩和するという手に出た。[注5]

フェインシルバー女史は「これは不法に米国に入国するキューバからの移住者に対する厳しい政策とは著しく対照的で、たとえ、多くの金銭を投じて社会主義革命が育成してきた医師の集団亡命につながるとしても、現在のベネズエラとの連帯を壊しそうにはなく、むしろ、国内での移民政策の一貫性への疑問を高めるだけだろう。ブッシュ政権は、キューバの医療援助政策の破壊を試みるよりも、むしろ、それを見習うべきである」と批判している。

だが、ハイテク機器をふんだんに使え、収入も増え、豊かな暮らしができるという物質的な魅力は無視できない。多すぎるという評価もあるが、それは、すでに六〇〇人ほどの亡命につながっているともいう。

カストロが倒れた今、キューバは新たな頭脳流出という危機にどう対応しようとしているのだろうか。

注1――マルティン・トリッホスは、パナマの英雄、故オマル・トリッホス将軍の息子である。オマルは、一九六八年にクーデターで政権を掌握すると、福祉医療や教育の充実、農地改革による小規模農民の支援など大胆な改革を進めた。カストロとも親密な関係を築いてきたが、一九八一年七月に自家用機の事故で死去した。様々な証言から、この事故はＣＩＡが飛行機に爆弾を仕掛けて暗殺したものだと言われている。

注2――最近現地を調査した菅原啓氏の二〇〇七年一月二六日の報告会でのコメントによると、それまでの新自由主義政策で予算が削られ、放置されていた約三〇〇ある公立病院の設備を一気に修復する「バリオ・ア・デントロⅢ」、全国に総合的な専門病院を一六新設する「バリオ・ア・デントロⅣ」と年々、プロジェクトは充実しているという。

注3――二〇〇五年一一月八日、国連総会は米国に対し、経済封鎖解除を求める決議を一四年連続で採択。賛成一八四カ国。反対国は米国、イスラエル、マーシャル諸島、パラオだけとなっている。

注4――「米州自由貿易地域」は英語ではFTAAだが、スペイン語の頭文字では、ALCAとなる。二〇〇一年第三回カリブ首脳会議が開かれた際に、チャベスはカストロと話す中で、「われわれはアルバで行こう」と提案する。Cをベネズエラの英雄、シモン・ボリバールのBに置き換えたダジャレだが、ほんの遊び心の冗談から生まれた提言が、後に大きく展開していく。伊高浩昭訳『チャベス・ラテンアメリカは世界を変える』(作品社、二〇〇六年、一四七ページ)

注5――加えて、米国はカストロ暗殺に失敗した後、マイアミに密入国したものの書類偽造や偽証容疑で身柄を拘束されていたルイス・ポサダ・カリレス容疑者を四月一九日に釈放した。一説によると、ポサダの身柄の拘束を解いたのは、チャベスを暗殺させるためだという。ハバナの国際プレスセンターでは、この釈放に関連し、アルジャジーラの記者も取材を行っていた。

V

持続可能な医療と福祉社会の仕組みづくり

観光とバイテク製品の輸出で、キューバはいま年１２％という空前の経済成長に湧いている。だが、好景気がもたらしたのは、格差社会、若者の勤労意欲の低下、そして高齢化社会への対応という新たな難題だった。

革命は倫理喪失から内部瓦解する。老い先短いカストロが打った最後の一手は、教育文化を通じて人々のモラルを喚起することだった……。

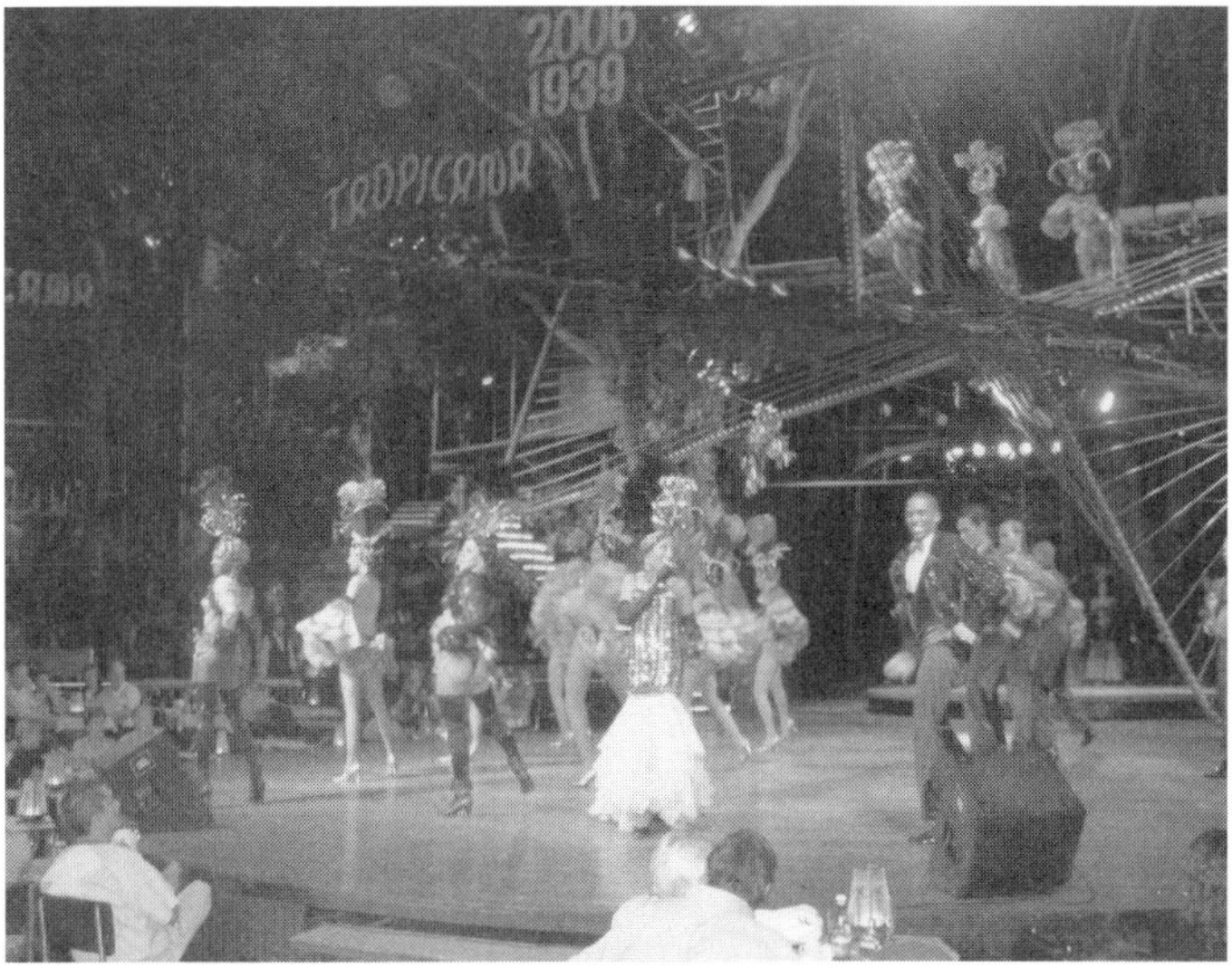

キューバの外貨獲得のための観光業の目玉、ナイトクラブ「トロピカーナ」。

1 ピーク・オイルと省エネ宣言

ピーク・オイル時代のモデルとして世界が着目するキューバ

戦後日本は、米国をモデルに経済成長路線をひた走ってきた。大量に石油を消費し、モノを作って外貨を稼ぎ、豊かさを享受するという戦略は大成功をおさめてきた。だが、時代は大きく変わろうとしている。それを決定づけるファクターのひとつが「ピーク・オイル」だ。

ピーク・オイルを最初に提唱したのは、米国の地球物理学者マリオン・キング・ハバート（一九〇三〜八九）で、一九五六年のことだ。シェル石油の研究所に勤めていたハバートは「米国内の石油生産は一九七〇年前後にピークを迎えるであろう」と警告したが、増産に沸き立つ当時は、半ば奇人扱いされ、誰もその警鐘に耳を傾けようとはしなかった。だが、予言どおり米国の石油生産は一九七〇年に頂点に達し、その後二度と上向くことはなかった。

ピーク・オイルとは石油がすぐさま枯渇することではない。だが、ちょうど半分を消費したところでピークが訪れ、後は減る一方になる。そのようなベル型の曲線をハバートにちなんで「ハバート曲線」と呼ぶ。この理論を地球全体にあてはめてみたのがC・キャンベルだ。キャンベルは世界各地で石油探査に携わってきた地質学者だが、彼によれば近い将来に地球はピーク・オイルを迎えるという。一言で言えば、石油の埋蔵量とされる二兆バレルの半分をもうすでに使い切ってしまうということだ。

もちろん、石油枯渇説は三〇年も前から言われ続け、そのたびごとに新たな油田が見つかってきた。「多額の資金や技術を投下すれば、これからもまだまだ新たな石油が発見されるに違いない」。とかく、こうした批判が、経済界からは寄せられる。だが、日本のピーク・オイルの第一人者、石井吉徳東京大学名誉教授は、なぜ中東に巨大油田が集中しているのでしょうか。二億万年前の地球には巨大な大陸があり、それが次第に分離して現在の姿になっていきます。そして、赤道直下にテチス海という内海がありました。内海だったため酸欠状態が続き、堆積した有機物が分解されずに、長い歳月をかけて熟成されました。これが中東の巨大油田群になったのです。つまり、中東は地球史上でも非常に特異な地域だったのです、という主旨の反論を著書『石油最終争奪戦』（二〇〇六、日刊工業新聞社）の中でしている。

石井名誉教授の主張に説得力があるのは、ハバートと同じく地球物理学者だからだ。つまるところ、石油という資源は長い地質時代の中でも例外的な好条件がそろったためにできたたし、巨大油田はいまの中東をおいてほかにはないのだという。この意味することは実に大きい。現代文明社会は、食料生産から交通、通信に至るまで、どっぷりと石油に依存している。その石油がピークを迎え、今後、減っていくことになる。これからの世界は阿鼻叫喚の地獄図やカタストロフィーを避けられないのだろうか。

このピーク・オイルと関連づけ、脱石油文明の現実的なシナリオとしてキューバに着目する記事が最近増えつつある。例えば、カナダには、デビッド・スズキという日系二世で世界的に著名なエコロジストがいるが、彼がコーディネートする「The Nature of Things」というテレビ番組が、二〇〇六年の七月三〇日と八月六日と二回にわけ、キューバのドキュメンタリー番組を放映した。前半のテーマは国をあげて取り組んだ有機農業だが、第二部は医療に着目し、経済崩壊の中で進展を遂げた代替医療に光をあてている。

米国でも「コミュニティのパワー、いかにしてキューバはピーク・オイルを生き残りしか（The Power of Community, How Cuba Survived Peak Oil）」というドキュメンタリーが、各地で放映されている。製作したパット・マーフィ氏はこう述べる。

「私がピーク・オイルに関心を持つようになったのは二年前からですが、明白な解決策も見えず、使えるモデルもなく、悶々としていたところ、キューバを調べるよう示唆してくれる人がいたのです」

マーフィ氏も、キューバの福祉医療に着目し、こう続ける。

「視察メンバーの一人に医師の娘でハーバード・メディカル・スクールの医学生がいて『金銭的なイ

ンセンティブがないのに、どうして医者になるのですか』と問いかけたのです。すると、キューバの女医は力強く『医師はビジネスではなく職業です』と答えたのです。

キューバの医師たちは施設ではなく自宅で患者が往生することを支援し、治すよりも病気にかからないよう予防を重視しています。最も力が入れられているのは食事の改善で、低脂肪で健康的なベジタリアンの食事を摂っていますし、米国人のように座ったままでなく、健康的なアウトドアのライフスタイルを送っています。

さらに重要なことは、キューバ人たちが工業・物質主義の将来展望を捨てざるをえなかったことでしょう。石油に依存する工業化時代から、モダンな地方分権型の農的社会へとすばやく転換できたことを知れば、希望が湧いてきます。もちろん、一切合財の機械がなくなったわけではありませんが、一九九〇年以前よりもずっと少ないし、以前ほど多くは使われていません。省エネ型で助けあう農的な暮らしぶりは、減り続ける化石燃料に頼りながら、成長し、競争する現代消費社会よりもずっと私たちの価値観に沿うものです。誰もが陽気で心も荒れていません。キューバから学べることは、米国の八分の一のエネルギーしか使わずに、健康で幸せで満ち足りた生活を送れることなのです。私が初めてキューバを訪れた折には、少しは以前の消費生活に戻ることへの希望もありましたが、いまではピーク・オイルのことを意識するようになり、それがもう起きないことを知っています。

これは、第三世界だけでなく、先進国にとってもキューバがモデルとなることを示しています。たいがいの人はピーク・オイルのことを学ぶと気が滅入ったり、絶望的になったりしますが、私たちはピーク・オイルをすでに経験し、それをくぐり抜けたキューバの先例に学ぶことができるのです。だからこそ、キューバは米国的なライフスタイルへの脅威なのです」

国をあげた「もったいない運動」の展開

ピーク・オイルを迎える中、稀少化していく石油資源をブロック化する動きも出てきている。そのひとつが、第四章にも登場したベネズエラのウゴ・チャベス大統領によって提唱された南米向けの「ペトロ・スル」「ペトロ・アンデス」とカリブ海を対象とした「ペトロ・カリベ」だ。

カリブの石油という意味のペトロ・カリベは、二〇〇五年六月二九日にベネズエラで開かれた「カリブ海地域首脳会議」の第一回カリブ地域エネルギー・サミットで提唱され、参加一五カ国のうち、トリニダード・トバゴとバルバドスを除き一三カ国が調印した。

二〇〇二年末には一バレル当たり二〇ドルを切っていた原油価格が、約六〇ドルと高騰する中、貧しいカリブ海諸国の経済は緊張し、社会不安を招いている。ペトロ・カリベは、輸出業者等を通さず、ベネズエラが直に石油を供給することで、マージンや手数料、投機をなくし、国際市場価格よりも廉価な石油を加盟国に供給し、地域の社会・経済危機を回避することを目指している。そのバックには、石油を武器に地域を連帯させ、中南米への米国の影響力を低下させるしたたかな政治戦略がある。サミットでチャベスはこう気炎をあげた。

「ベネズエラの石油は、カリブ海諸国に廉価で輸出されることになるだろう。わが国は、そのエネルギーを南米やカリブ海諸国とわかちあいたい」

この協定とサミットを高く評価し、今後のエネルギー危機を警告したのは、二年ぶりにベネズエラを訪れたカストロだった。

「先進国の浪費は人類が生き残るうえで人道的な危機を引き起こしている。とりわけ、米国は、全世界の石油の二五パーセントを浪費している。これはどうみても持続可能なものではない。もはや問題は改善に向けての努力ではなく、いかに生きのびるための努力をするかということだ。危機は、想像されているよりもはるかに奥深い」

カストロは各国政府が直面する政治・経済問題が、エネルギー危機と関連している状況を指摘する。

「石油は枯渇し始めている。それは議論の余地のない研究からも立証されている。危機は今後一〇年のうちにも起きるだろう。蓄えはもはや十分にはない。そして、現在の極端な消費に由来する気が狂ったかの如き、浪費需要には応じることはできやしない」

同年一一月には、エネルギー危機問題をさらに掘り下げた演説もした。

「現在、人類は絶滅という真の危機に直面している。そして、誰一人この危険を乗り切れることを確信してはいない。もう三〇年も経てば、石油資源は枯渇するだろう。それはとても明白なことだ。石油も世界の他の多くの鉱物と同じように枯渇してしまうだろう。だが、われわれは節約することができる。短い時間で、電気、油、ディーゼル、重油等すべての要素を加味してもいま消費されているエネルギーの三分の二をだ」

キューバは、すでに経済危機以前と比べ、エネルギー使用量を少なくとも五〇パーセントも削減している。だが、さらに減らそうというのだ。カストロの警告を受け、二〇〇五年一二月、キューバ国会は、二〇〇六年を「エネルギー革命の年」と宣言し、国をあげて省エネ・キャンペーンを繰り広げ始めた。日本でも二〇〇四年に環境分野で初めてノーベル平和賞を受賞したケニア出身のワンガリ・マータイさんが使い出して以来「もったいない」が話題を呼んでいる。キューバにはそうした表現はないが、カストロは、テレビで自らエネルギーを八割も減らす電気釜や省エネ型の新式冷蔵庫等、様々な家電製品を紹介している。常時軍服を身にまとい日本では独裁者としてのイメージが強いカストロだが、病に倒れたいまも国民の人気が落ちない理由のひとつには、こうした庶民性がある。まさにカストロ以下、国をあげて「もったいない運動」を展開しているといえるだろう。

ペトロ・カリベや米州ボリバル代替統合構想がキューバへもたらす利益は計り知れない。医療援助と引き換えに、ベネズエラはキューバに廉価で石油を供給している。無料の医療確立を目指すベネズエラにキューバが国力をあげて支援すれば、その見返りに、ベネズエラからは日量九万バレルの石油が届く。そして、ボリビアも天然ガス大国だ。ベネズエラに派遣されている医師たちが石油確保に貢献している

ことは間違いない。だが、カストロの凄みは、その石油がいずれ枯渇することを想定に入れていることにある。[注1]

ハリウッド映画は人間を馬鹿にする？

社会主義国キューバには日本のような自由がないことは事実だ。そして全世界で通用する高度な技術を手にした医師は、他国に出ればもっと贅沢で自由な生活を満喫できる。だが、ベネズエラだけでも二万五〇〇〇人もの医師が海外援助に出国しているのに、そのまま帰国せずに亡命した者の数は多くない。敵対する米国すら門戸を開いてくれているというのに、なぜ、不自由な統制国家から亡命者が続出しないのだろうか。

小説家から、一九九七年に文化省大臣となったアベル・プリエト氏は、その理由をこう説明する。

「確かに豊かな生活へのあこがれはあります。とくに、親戚が米国にいる者は、米国に行けば生活水準が高まると考え、安易な気持ちで移住します。一人当たりのGDPでは米国の一三分の一にすぎないキューバは、とても資本主義とは競争できません。ハリウッド映画に登場するような二台の車、プール、別荘を全家族にという未来絵図はとても描けません。ですが、ベネズエラや中米、アフリカ等で活動している医師たちは、映画には描かれない資本主義の残酷な姿を目にします。帰国後の彼らの証言から、多くの人民はそれが真実であることをわかっているのです」

ベネズエラに援助に出向いたエルネスト・ロドリゲス医師は、海外に出ることで逆に愛国心が高まったと言う。

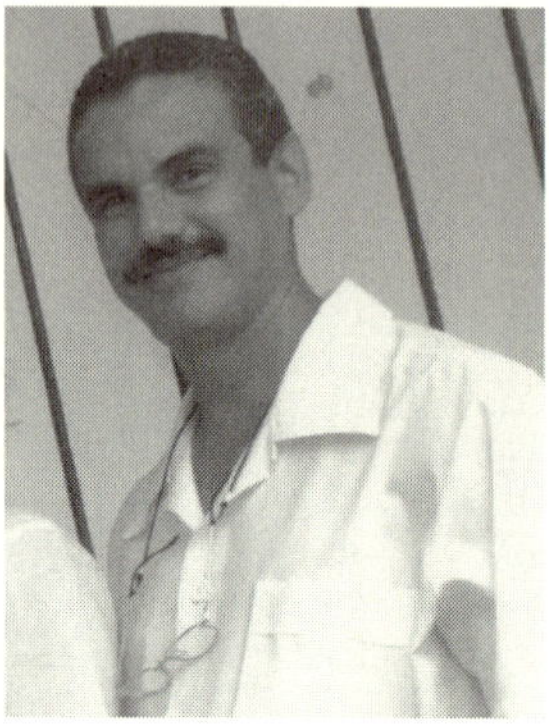

ロドリゲス医師が勤めるピナル・デル・リオ州のペンロ・オラス・アストル地区診療所からも、130人と多くの医師が援助に出向いた

「キューバでは海外援助に行くことは、とても名誉なことなので、自分も一度は国外に出たいと思っていました。苦しんでいる人を助けるのは医師の義務ですし、自分を無料で歯科医に育ててくれた革命への感謝の気持ちもありました。ですが、初めて海外に出たことで、逆に祖国の取り組みがいかに大きなことかを再確認したんです。革命前の悲惨な状況のことは、学校で教わってきましたが、海外に出ることで、そのことがよくわかったのです。いま、米国はお金で医師を呼びよせようとしていますが、それは、キューバが育てた人材を盗み取ろうとする戦略です。もちろん、自分は行きません。この土地や近所の人たちが皆好きですし、いまでも十分に幸せだからです」

プリエト大臣は、ロドリゲス医師のような国民が増えることが必要だとこう続ける。

「私たちは無菌病院の中で暮らしているわけではありません。このグローバル化された世界で情報を統制することは、馬鹿げたことだし、不可能です。ですから、衛星等で受信できる映画は、有害なものも含めすべて放映しています。ですが、グローバル化がもたらす深刻な問題は、全世界の文化水準の低下です。例えば、他国では自国の偉大な作家やミュージシャンを知らないのに、マイケル・ジャクソンの私生活には精通しています。そして、メディアの操作で、この世で幸せを生み出せるのはモノを買うことだけだと思わされています。

車を手にできれば幸せで、それを新車に買いかえられるならば、もっと幸せだと、消費能力と幸せとが関連づけられています。ですから、暮らしの質は、精神的、文化的な次元にあるとの思想を促進し、心や文化で人生がもっと豊かになるようにしなければなりません。さもなければ、消費操作で人工的に需要が生み出され続け、いつまでも欲求不満やフラストレーションを引き起こしてしまうでしょう。

かつて、ホセ・マルティは『教育されることが唯一自由になる方法だ』と語りました。言葉を換えれば、文化があれば人民は自分の思想を持ちます。私たちは、人民が批判精神を失わずに、自分で物事を決められる能力を持つことを望んでいるのです。それは、知性を抑圧し、世界中の人間を馬鹿にしようとする米国の消費文化主義との戦いなのです。消費主義に対抗できるのは、文化だけだと思いますし、グローバル化しなければならないのは、爆弾や憎しみではなく、平和、連帯、健康、そして誰しものための教育と文化なのです」

注1――カストロは、二〇〇七年に入ってからは、米国がバイオエタノール生産に力を入れていることを問題視し、食料になる農産物をエネルギーに転用するよりも、省エネの方が重要であると批判している。筆者がキューバ滞在中

の二〇〇七年五月には、テレビで経済担当の国会議員がバイオマスエネルギーの今後のあり方を論じていた。キューバの主要産物サトウキビはC４作物でエネルギー効率からすれば、米国のバイオエタノールの主原料のトウモロコシより有利なのだが、バイオマス産業社会論を単純に主張しないところが興味深い。

2　一二〇歳まで生きる島

世界最長寿記録保持者はキューバ人？

文豪ヘミングウェイとキューバとの縁は意外に深い。『誰がために鐘は鳴る』は、ハバナの下町にあるホテル、アムドス・ムンドスの一室で書かれた。ノーベル文学賞受賞作『老人と海』もハバナ郊外のコヒーマルという小さな漁村が舞台である。ヘミングウェイは、海をこよなく愛したが、『老人』のモデルとなったのは、その釣船の船長グレゴリオ・フェンテスだった。その後、ヘミングェイはハバナ郊外に居を構え、酒と釣り三昧の日々を過ごしていたが、一九六一年にライフル自殺を遂げる。だが、『老人』は、その後も生き続けた。晩年も呆けることなく、乞われれば観光客にヘミングウェイとの思い出を語り、二〇〇二年に一〇四歳でその天寿をまっとうしている。

高齢まで壮健だったのはグレゴリオ・フェンテスだけではない。ギネスブックが認定したラモナ・イグレシアスさんは、二〇〇四年五月に没したが一一四歳、二〇〇七年一月に死んだエミリアーノ・メルカド氏の享年は一一五歳。そして、ギネス認定はされていないが、二〇〇六年一〇月に亡くなったベニト・マルチネスさんは、一八八〇年生まれと自称していたから、一二六歳になる。翁はハイチで生まれ、一九二五年に着の身着のままでキューバにやってきたという。東部のビランにあるアンヘル・カストロ農場でしばらく働いていたが、農場主のアンヘルとはそりがあわず農場を去り、裸足で長旅をしてシエゴ・デ・アビラ州にやってきた。そして、同州のヴィセンテ町近郊のラ・グロリア農園で晩年まで、眼鏡もかけず、耳も遠くならず、壮健に暮らしていたという。フィエスタ（祭り）のとき以外はほとんど酒も飲まず、タバコも吸わず、いつも太陽の下で身体を動かしていた。そして、長寿と健康の秘訣をこう語っていた。

「わしは貧しかったから、山の中で一人暮らしをしなければならなかった。豚肉は食べるが少しだし、ふだんは葛、サトイモ、カボチャ、サラダ、果物を食べている。診察代を払えなかったから、病気はハーブを使って自分で治さなければならなかったし、わしは、誰とでも仲良くなる。だから、腹を立てたこともないし、いつも幸せだ。働けば働くほど、わしは強くなった。そして、多くの女性もいたのだ」

ちなみに、翁が前に仕えていたアンヘル・カストロはフィデル・カストロの実父だから、もう少し農場に長くいればカストロも生まれていたことになる。

キューバの人口は一一二六万人だが、一〇〇歳以上の長寿者が二八〇〇人以上いる。うち、七〇パーセントは女性だが、ほとんどが、グレゴリオ船長やマルチネス翁のように健康に暮らしているという。一〇〇歳以上の長寿者は、日本では二万八三九五人もいるが、総人口はキューバの一一倍だから、人口比では、キューバも長寿大国日本に匹敵することになる。

二〇〇三年九月には「一二〇歳まで生きる島」のスローガンの下、老人医療の専門家エウヘニオ・セルマン博士を会長に「一二〇歳クラブ」という奇妙な名がついた団体も創設されている。二〇〇五年二月九日に第一回大会が開かれ、一〇〇歳以上の高齢者が一〇〇人以上参加したという。

なぜ、こんな団体を作ったのか、セルマン博士に聞いてみた。

「一〇〇歳以上の高齢者はハバナだけでも二四三人います。ベニト・マルチネス氏は自分では一二六歳と言っていましたが、出生記録等を調べたところ、本人の記憶違いで一一六歳であることがわかりました。ですが、最近、グランマ州の山の中で一二二歳の女性が見つかっています」

生物学的には人間の寿命は一二〇歳が限界だとされ、現在のギネス最長寿記録は一九九七年に死んだ、フランスのジャンヌ・カルマンさんの一二二歳である。マルチネス氏と同じく、確実性はないが、もし、これが事実だとすれば、まさに世界最長寿記録がいまもキューバで日々更新されていることになる。

セルマン博士は、こう続ける。

「長生きのためには、いつまでも人生に興味やモチベーションを持ち続けること、禁煙をし、飲酒をやめ、スポーツを行い、野菜が多いバランスが取れた食事を摂り、楽しい文化活動に参加することが必

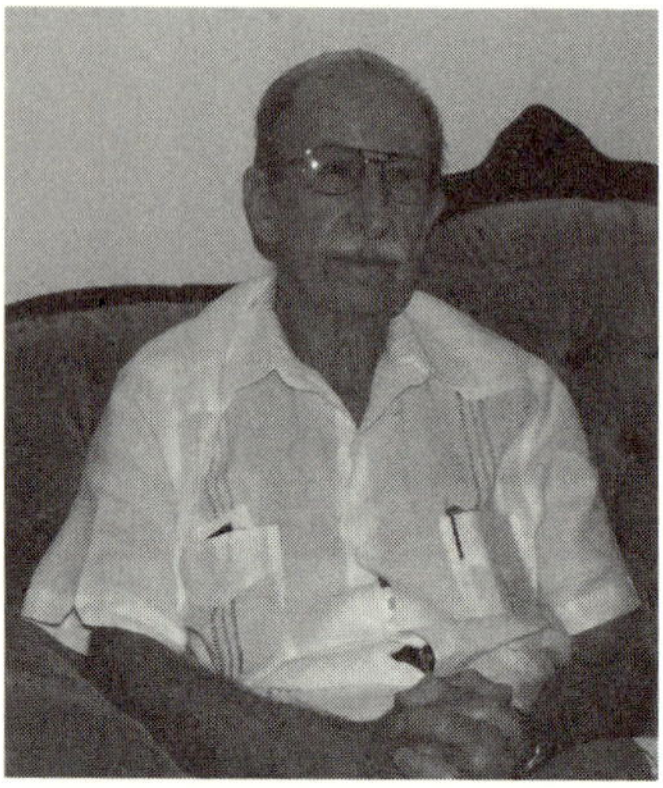

120歳クラブの提唱者、エウヘニオ・セルマン博士はカストロの主治医でもある。博士によれば2007年5月現在、カストロはとても元気で、世界情勢を研究したり、政府閣僚と会ったり、充実した毎日を送っているという

要です。

この五月にも一二〇歳クラブの国際会議が開かれます。スイミング大会も開かれ、八〇歳以上の高齢者が参加します。その姿を、例えば、今の七五歳の高齢者が目にすることが大切なのです一二〇歳クラブを作る動きは、オーストラリアやメキシコにも広まっています」

同じく老人医療の専門家エンリケ・ベガ博士も、こう語る。

「キューバ人たちの楽天的な人生観が、長寿につながっています。これまで、キューバ人はヘビー・スモーカーで、ろくに運動もせず、野菜や魚もほとんど食べませんでした。ですから、まだまだ改善の余地があるのです。クラブは、健康な食事、適度な運動、そして、生きがいを通じて、長寿を目指しています」

お年寄りに優しい社会・ユニークな老人サークル

高齢化は全世界的な現象だ。人類の平均寿命は青銅器時代には一八～二〇歳でしかなく、ローマ帝国時代でも二三歳そこそこだった。中世には三五歳となったが、二〇世紀に入っても四四歳とさして延びていない。高齢者にとって致命的な感染症が撲滅され、老人医療が進歩してきたのは、ここ数十年とまだ新しい。平均寿命が七〇歳になったのは一九六〇年代になってからだし、それも先進国のことでしかない。だが、開発途上国の中ではキューバはズバ抜けた長寿国だ。一九六〇〜六五年には六五・四歳だった平均寿命が、一九八〇〜八五年には七三・九歳、一九九五〜二〇〇〇年には七六・〇歳、そして二〇〇六年には七七・五歳まで延びた。

経済危機の最中こそ、高齢者の死亡率が高まったものの、それも一時的なもので、二〇〇〇年からは再びもりかえしている。アメリカ大陸全部をみわたしてみても、平均寿命を二〇年も延ばした国は他にはなく、いま現在も平均寿命が七七歳を超す国は、ほかにはカナダと米国があるだけだ。加えて、人口増加率も一九六四年の二・六から二〇〇〇年には〇・三と減っている。結果として、一九五九年にはわずか人口の六パーセントにすぎなかった六〇歳以上の高齢者が、二〇〇五年には一六三万人と一五パーセント以上を占めている。二〇二五年には、四人に一人が六〇歳以上となり、ラテンアメリカ内でも最も高齢化社会になると予想されている。つまり、先進国並みの高齢化社会に突入しつつあるのだ。

「確かに、キューバは急速に高齢化が進行しています。ですが、第三世界の中では社会保障を含め、最良のプログラムがあります」

前出のエンリケ・ベガ博士は、高齢者政策の責任者だが、様々な支援策の充実ぶりを強調する。例えば、退職者は一五〇万人いるが、二〇〇五年には前年を七パーセント上回る二三億六〇〇万ペソが年金用に投じられたし、約四〇〇万人が社会保障を受けているが、その経費も二〇〇四年と比べ五・七パーセント増額され、六億四五〇〇万ペソとなっている。二〇〇五年一一月には、年金と社会保障費もアップされた。

社会保障だけでなく、ソフト面のケアも充実している。全国には老人専用の病院が三八あり、一四三ある老人ホームでは六〇〇〇人以上の高齢者が暮らす。入居者数が意外に少ないのは、旅立つ日まで社会の中で生き生きと暮らすことが基本政策となっているためだ。一人暮らしの高齢者は九六万人いるが、厚生省と労働・社会保障省が協働で運営する「ホーム・サービス」を受けているし、全国には七七万八〇〇〇人が加入する「老人サークル」もある。

「老人サークル」とは老人たちが地区コミュニティの中で社会に役立つ有意義な活動を行うキューバ独自のユニークな制度だ。立ち上げに関わったハバナのプラザ・デ・ラ・レボルシオン地区診療所のペドロ・ポンス副院長は、制度発足のいきさつを説明する。

「老人サークルは、ファミリー・ドクター制度よりも一年早く一九八四年からこの診療所から始まり、プラサ区全域に広がり、さらにはハバナ、全国へと普及していったのです。コロンビアの厚生大臣が訪れたときも『老人サークルは、革命の中の革命ですね』と評価されました。すでに二〇年以上を経て、とても良い成果があがっています」

副院長は、この着想の発端をこう語る。

「一九八二年から八三年にかけ、四〇〇〇人の高齢者とインタビューを行ったのですが、病気を心配してリラックスしていないこと。運動をしていないこと。インテリも頭を使わないために呆けていること。そして、薬を多飲していることがわかりました。米国を含め先進諸国では老人の薬品依存症が問題になっています。身体の調子が悪くなれば、すぐに医者にかかり薬をもらいすぎているのです。ですが、ある一人暮らしの老人が夜中に足が痛むとしても、本当の理由は孤独にある場合もあるのです。家族や友人と話しあえることが老人にも必要なのです。そこで、心理学者、社会学者、看護師さんらと解決策を検討しました。そこから、社会組織を自立的に立ち上げるアイデアが出てきたのです」

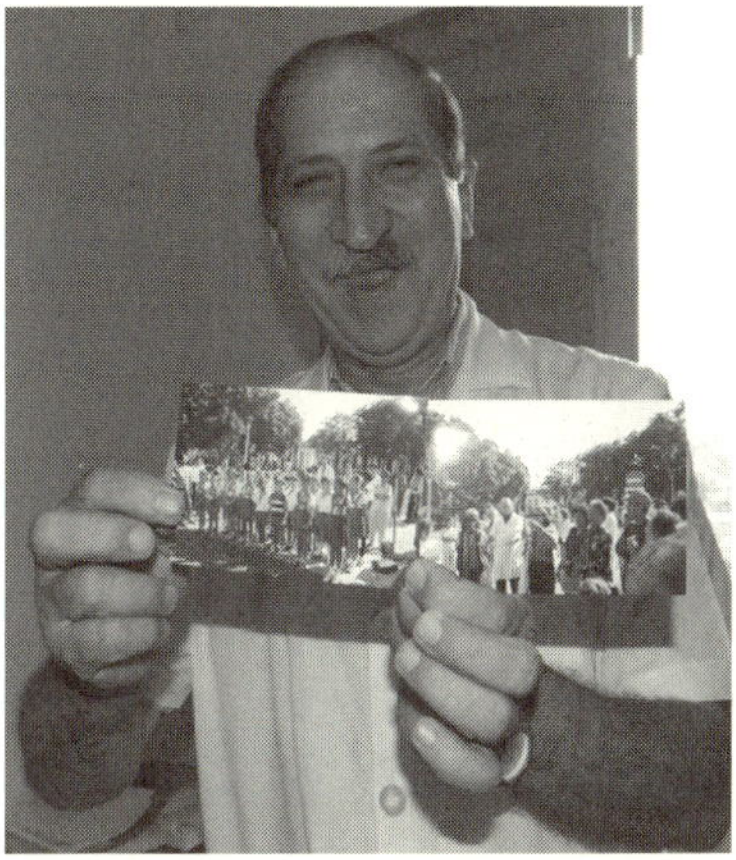

ユニークな老人サークルを考え出したペドロ・ポンス博士は「老人と子どもたちとの交流も大切だ」と高齢者の社会参加の重要性を訴える

老人サークルは、二〜三のファミリー・ドクターの地区医院が単位となり、五〇〜七〇人でひとつ作られる。このグループごとに、毎朝、体操をして身体を動かしたり、博物館や映画館にでかけたり、誕生パーティを祝ったり、読書会をしたり、刺繍をしたりと様々な活動を行う。

「身体を動かせば、血行も良くなり、脳卒中や骨粗鬆症の問題もなくなります。また、体操しながらゲームもやりますし、笑うことも大事です」

老人用に半額で食事ができるレストランもあれば、博物館も老人は無料だ。それが頭を使うことになる。結果として薬物依存症がなくなり、予算をほとんどかけずに経費削減ができているという。副院長は、社会保障の重要さも指摘する。

「この高齢者政策が重要なことは、いま、五〇歳の人が八〇歳の人たちがどう扱われているのかを目にすることなのです。彼らが幸せにしているのを見れば、定年も悪いものではないし、死ぬまで元気でいられることが実感できる。私たちは、それを社会的なテクノロジー、テクノロヒーア・ソシアルと言っています」

ペドロ・ポンス副院長も、セルマン博士とほぼ同じことを強調した。そこで、翌朝、老人サークルの活動が見られるという近くのベダド地区内のある公園を訪れてみることにした。

高齢の女性たちが仲良くベンチに座って駄弁《だべ》っている。アモル・アラビダさんが、このサークルのリーダーだ。

「私たちのサークルは一九八六年の四月四日に誕生しました。会員は四〇人で、一番上は九〇歳、一番若いのは六〇歳。月曜から金曜日まで毎朝八時半から九時まで体操をしますし、若者や子どもたちとの文化交流もやっています」

どんな活動が楽しいのかと尋ねてみると、ハイキング、体操、展覧会、誕生パーティと次々と声があがる。

サークルのメンバー、八九歳のマルガリタ・セスラデスさんが杖もつかずにやってくる。ちょっとした段差では隣の人がすっと手を添える。

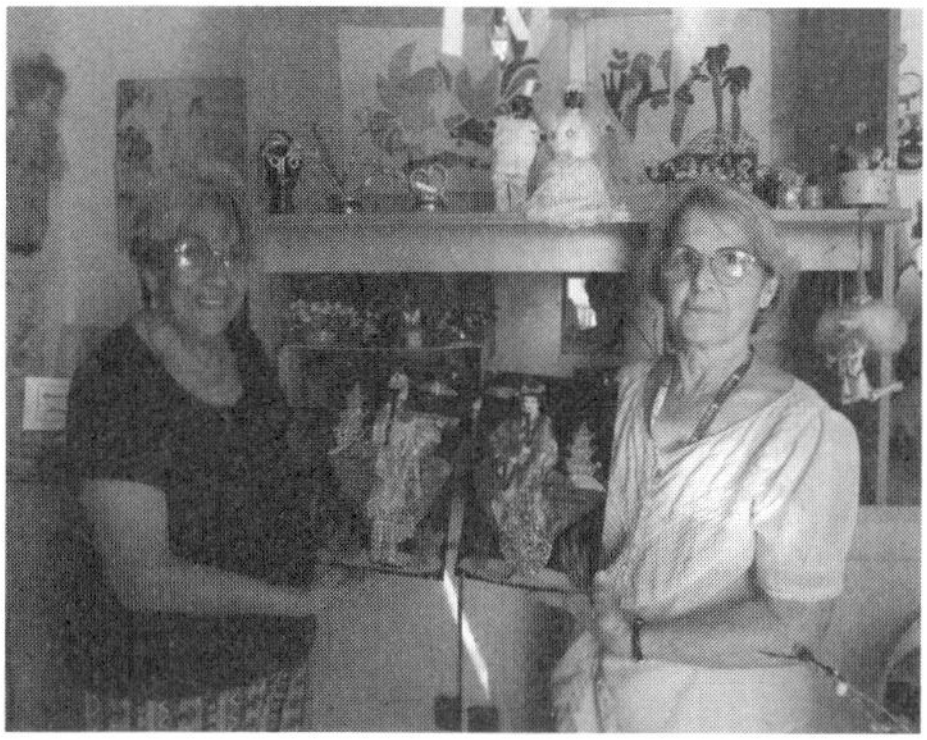

「日本をイメージして作りました」と廃品を利用した作品を披露するアモル会長（左）とリリアさん

「筋肉痛があったけれど、もうなくなったし、神経痛も良くなったわ。健康改善は革命が成し遂げたとても大切な成果。みんなでおしゃべりをしたり、ダンスをして、一二〇歳まで生きたいわね」

アモル・アラビダ会長は、孫が七人、ひ孫が四人いるが、リリア・ロドリゲスさんは、娘がカナダにいるのでいまは一人暮らしだ。

「一人だと寂しいので、いつもアモルと一緒なんです」

公園から歩いて数分のところに活動拠点があると聞いて、二人に案内されて行ってみた。狭い部屋の中に、チョコレートの銀紙で作った絵や化粧品のフタで作った扇風機の模型等、ありとあらゆる作品が所狭しと並んでいる。

「材料は全部、集めた廃品で、子どもたちにモノの大切さを教えているの。五月二日の母の日にはここでパーティをやるけど、一人一品ずつ料理を持ちよるのが、参加条件」

壁に飾ってあるひとつの写真に目をとめると、すかさずアモル会長が解説する。

「これはね。六九歳と七〇歳のメンバーが再婚したときのパーティの写真なの」

サークルの活動はなかなか楽しそうだ。

インターネット上では八六歳になるミルタ・マクベスさんのこんな発言が読める。

「世界中の老人たちも私たちと同じように幸せであってほしいのです。私は年金受給者という言葉が嫌いです。なぜなら、老いるということは、ただ数字としての年齢を伸ばすことではなく、人生に歳月を加えることだからです」

アモルさんたちからも、こうした哲学的な発言が聞けるものと期待していたが、リサイクルの話や今度のパーティの計画やらを熱心に語り続けるだけで、老いることへの哲学的な洞察がいっこうに出てこない。だが、ふと気がついた。これから何をやろうかと熱中している彼女たちは、若者となんら変わらず、まさに生き生きと人生に歳月を加えていたのだ。

キューバ流カルチャー・センター

キューバの高齢者対策は、老人サークルのほかにもある。充実した老後を送るには年金対策や社会保障だけでは不十分だとして、退職者協会、退職者・年金生活者運動とハバナ大学とが協働し、二〇〇一年に高齢者大学が立ち上げられたのだ。

大学設立の背景には、アントニオ・メリャ[注1]やチェ・ゲバラが目指した理想がある。メリャは、マチャド独裁政権時代に、当時の腐敗した大学教授の追放や学生自治を求め、ハバナ大学を占拠し、労働者と大学との結びつきを深めるため一九二四年に「ホセ・マルティ人民大学」を創立した、学生運動の草分け的人物だ。さらにキューバだけあって旧ソ連のセモノビッチ・ヴィゴツスキーの思想も参考とされている。ヴィゴツスキーは、西側では著名ではないが、発達心理学、児童心理学、言語学、教育学と多彩な分野で革新的な業績をあげた心理学の先駆者で、子どもから高齢者まで、人間発展の鍵は、他者とのコミュニケーションにあると提唱した人物である。

ハバナ大学の高齢者大学責任者のテレサ・オロサさんは「高齢者の豊かな経験や知恵を社会に活かす時代が来ているのに、アブラハム・マズローやエリク・エリクソンのような心理学者でさえ、その可能性に関心を向けていない」と批判する。

表5-1をご覧いただきたい。大学が目指す目標は壮大だ。高齢者は非生産的で社会の負担で、恋に

表5-1　高齢者大学の目標

・高齢者による新たな文化創設に貢献。高齢者の学習や社会貢献の可能性を拡大
・科学技術、芸術、文化、思想の進展を高齢者に提供
・キューバと世界の高齢者との交流の強化
・様々な教育水準や社会的背景を持つ高齢者のニーズを満たすカリキュラムづくり
・高齢者が利用できるレジャー活動の掘り起こし
・グローバルな持続可能性への文化による問題解決プログラムを促進
・老いることの特性の理解と、友人、家族、コミュニティ、職場での良好な人間関係や社会との交流のための場づくり
・地球環境保全とより良き世界構築のための環境保護協力

落ちたり、セックスを楽しむことがなく、忘れっぽく、学ぶことができず、いつも病気を抱え、人生も楽しめない、というのは、神話にすぎないと一蹴し、社会で活動する上で必要な様々な知識を提供することを目指している。

いまでは、全国で約七〇〇ものコースが設けられ、三万人以上がこのユニークな大学に参加しているが、二〇〇五〜〇六学校年には、さらに一万三〇〇〇人が新規入学した。このキューバ流カルチャー・センターは、全省庁をはじめ、革命防衛委員会、キューバ女性連盟、キューバ友好協会等、四五以上もの組織がバックアップしている。ここまで高齢者大学に力を注ぐのはなぜなのだろうか。

セルマン博士が、その理由を説明してくれた。

「老人向けの大学を設け、定年になってからも卒業できるようにしたのは、文化がとても大切だからなのです。なぜ、文化が大切かというと、それが、ストレス解消につながるからです。最もストレスがかかることは、人と人とが対立していることです。ですが、キューバでは皆が助けあっています。例えば、ハリケーンが襲来したときも七四万人が避難しましたが、政府の施設に収容されたのは一四パーセントで、残りは友人・知人のところに退避しました。それが連帯です。他国の政府は、利益のことだけを考えますが、キューバは、世界の人々、皆のことを考えます。ですから、海外に医師を派遣するのだし、一二〇歳クラブも世界に対して提唱しているのです」

注1――当然のことながら、こうした活動を行ったため、メリャは逮捕され、一九二九年に追放先のメキシコでマチャドの放った刺客の手にかかり二六歳の若さで暗殺されている。

◉コラム3

キューバの憲法第九条

なぜ、キューバの福祉医療は維持できているのだろうか。法律面からいうと最も重要なのは、憲法第九条だ。キューバ憲法は一九七六年に採択されたが、福祉医療への権利が第九条に明確に位置づけられ「治療を受けない患者はあってはならない」と国家が医療を保証することを義務づけている。そして、第五〇条では、全国民が無料で医療を受け、健康が保護される権利を規定し、さらに、予防医療に基づく福祉医療政策を実施し、国家が医学教育計画、定期診断、免疫他の予防政策を立てることを定めている。

この憲法をもとに、医療政策を規定するのは、一九八三年八月一五日に制定された「公衆衛生法第四一号」だ。公衆健康法も国民の健康増進は、国家の基本的かつ永久的な責務であると規定している。また、同法第四条は、医療政策の原則を次のように定め、予防医療や海外援助を法的に位置づけている。①全国民に医療への権利を保証、②公共医療は国家機関が無料で提供、③医療活動は社会的性格を持ち予防を優先、④健康保健への医学進歩の適用、⑤健康活動や健康づくり計画への活発な住民参加、⑥他国への医療援助を含めた福祉医療面での国際協力。

福祉医療よりも、歴史が古いのは社会保障だ。キューバは、革命から一カ月後の一九五九年二月に困窮する人々を対象に社会保障法を制定している（二月六日法第四九号）。その後、社会保障は憲法にも位置づけられた。仕事、スポーツ、文化、教育への権利が明記され、小学校から大学、社会人まで無料の教育を国家が提供することを義務づけ、高齢者への支援（第四八条）や労働者の健康保護（第四九条）のみならず、働く女性が出産の前後に有給休暇を取ることすら憲法で保証されている。

妊娠中の母親や乳幼児は、それ以外の法でも配慮され、例えば、産休法（勤労女性の母性に関する法令第二三四号〈二〇〇三年八月一三日〉）では、妊娠中の女性は出産の三四週間前から、有給休暇を取らなければならないとされ、出産後も一年間は育児休暇が認められている。労働法でも、妊娠中には胎児に影響がない業務を割り当てることを求め、あわせて、出産後に速やかに女性が社会復帰し働けるよう、母親に代わって父親が育児休暇を取ることも認めている。

また、現行の社会保障法では、高齢者、失業者、シングルマザーを社会的弱者と定め、栄養食、奨学金等の特別な支援を行うこととしている。身体障害や精神障害に悩む人々へのケアも公衆衛生法に規定され、患者が前向きの人生を送れるよう、厚生省は、労働・社会保障省、教育省等の各省庁や様々な民間団体と連携し、社会更生プログラムを定めることとされている。

身障者の雇用確保は、労働規則上も特別に配慮され（雇用政策実施のための規則第五一号・一九八八年一二月二〇日）、一九九五年には、身体や精神に障害を持つ人の雇用機会を創出することを意図し「障害者雇用のための国家計画（PROEMDIS）」が制定されている。

3 格差社会解消への挑戦

軍事費を削って、医療福祉予算を増額

プリエト文化大臣にしても、セルマン博士にしても、しきりと文化の重要性を指摘する。なぜ、キューバはこれほどまで文化にこだわるのだろうか。そして、世界恐慌に匹敵する経済危機の中でも、なぜ福祉医療制度を堅持できたのだろうか。その理由を、財政面から整理しておこう。実はそれが、文化重視政策が打ち出されたことへの理解につながるからだ。

コラム3で見たようにキューバの福祉医療制度は、憲法を筆頭に様々な法制度で担保されている。だが、法律とは、突き詰めれば、ある時代状況の中で、目指そうとする暗黙の合意のようなものだ。予算や物資という「実弾」がなければ、いくら格調高い理念を掲げてみても、たちどころに空虚な美辞麗句と化す。

図5-1　キューバの医療予算の推移

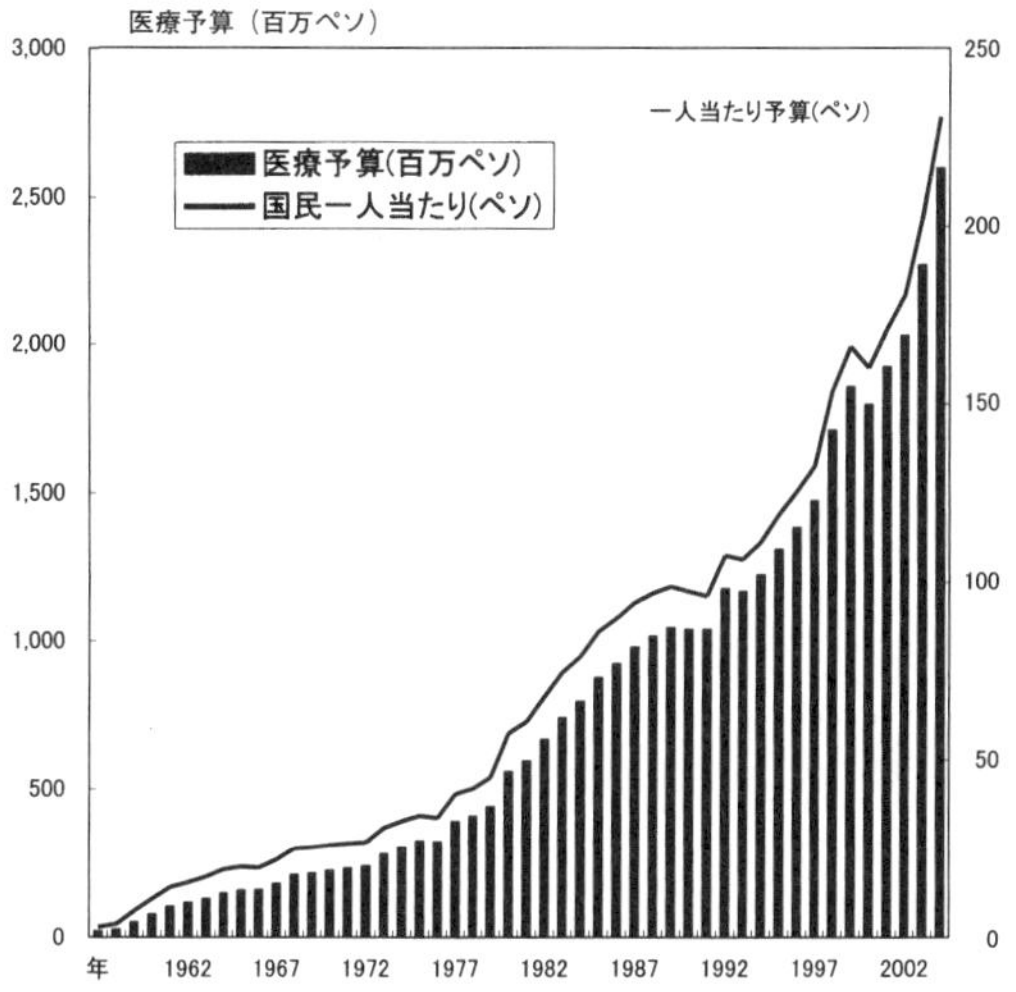

出典：Felipe Eduardo Sixto, An Evaluation of Four Decades of Cuban Healthcare及び2005 Annual Health Statistics Report, Ministry of Public Healthより筆者作成

キューバの福祉医療制度は、地区診療所を見てもわかるように地方分権化が進んでいて、公共医療予算の九二・四パーセントは地方政府で執行されている。だが、その財源は一〇〇パーセント国庫予算だ。そして、福祉医療予算は一九六〇年の五一〇〇万ペソから一九九〇年の一〇億四五〇〇万ペソと約二〇倍も増加している。だが、その財源の多くは海外からの補助金に大きく依存してきた。一九六〇〜九〇年にかけ、ソ連は約六五〇億米ドルの援助を行い、それが医療予算の財源となってきたし、医療器機や医薬品の原材料の大半もソ連や社会主義陣営から輸入されていたのだ。だから、ソ連崩壊は深刻な危機を引き起こす。病院や地区診療所の維持管理や建設経費が一九

図5-2医療歳出とその他の歳出の経年比較

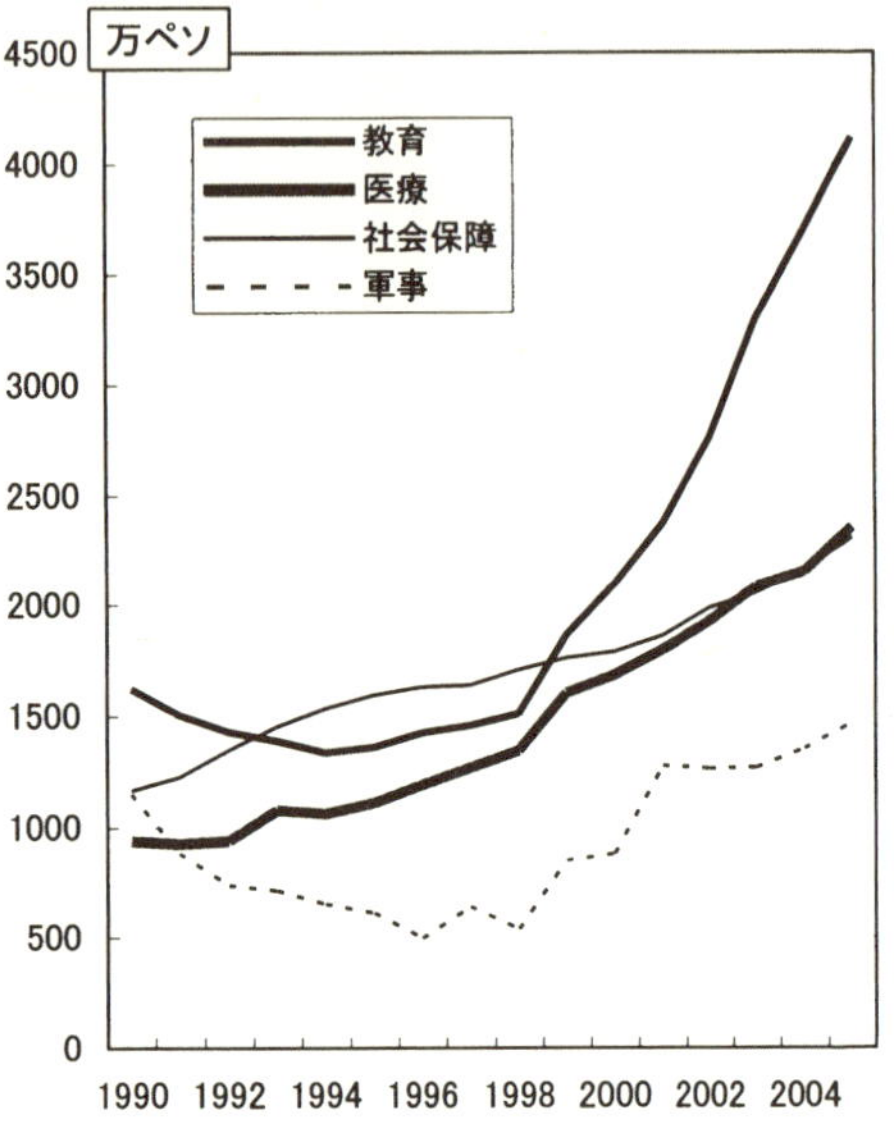

出典：Omar Everleny Perez, Cuba: Evolución económica durante y perspectivasより筆者作成

九〇～九四年にかけ以前の一五パーセントにまで落ち込めば、一九八九年に二億二七三〇万米ドルあった医療関連物資の輸入額も、九三年には六七〇〇万米ドルと七〇パーセントも減ってしまう。九七年には一億一二〇〇万米ドルまで回復するものの、それでも、以前の半分だった。要するに、革命後の福祉医療の目覚しい業績は、ソ連や東欧圏からの援助があってのものだともいえるのだ。では、ソ連崩壊後には、どうやって福祉医療制度を維持したのだろうか。それには、二〇〇〇年四月一四日に開催されたグループ七七のサミットでのカストロの次の発言が参考になる。

「四〇年もの経済封鎖にもかかわらず、キューバが、教育、医療、文化、科学、スポーツ、その他で成功をおさめていることには、誰しも疑念を抱かないであろう。それは国際通貨基金のメンバーではないという特権のおかげなのだ」

カストロは、IMFが各国の公共政策にいかに介入しているかを痛烈に皮肉っている。ラテンアメリカ各国では、一九八〇〜九〇年代にかけ、様々な公共サービスや福祉医療費を削減することが、IMFや世界銀行から経済融資を受ける条件だった。この自由主義政策によって、各国の公共福祉医療制度は大きく後退した。例えば、ベネズエラでは、GDP比で福祉社会予算が一九八〇〜八一年の一一・八パーセントから、一九九〇〜九一年に八・五パーセント、一九九八〜九九年の七・六パーセントと落ちていく。それが、貧富の差の拡大を招き、ウゴ・チャベスの登場にもつながる。だが、キューバは違った。全体的な経済の落ち込みは厳しかったものの、社会福祉予算は公共支出比で一九九〇年の六・六パーセントから九七年には一〇・九パーセントも増額されたのだ。図5-2を見ていただきたい。一九九〇年と一九九七年比で、医療費は一三四パーセント、社会保障予算は一四〇パーセントも伸びている。そして、この経費を捻出するため、軍事費は五五パーセントと半分も削減されている。ここ数年こそ景気も回復したが、当時は国防予算費を削ってまで社会保障制度を守ったのだ。いまも続く米国との積年の対立関係を思えば、これがどれほど苦渋の選択であったかがわかる。

ソーシャル・キャピタルに大きく左右される人々の健康

だが、健康を決める要因は「金」だけではない。もうひとつ、ソーシャル・キャピタルという重要なポイントがある。ソーシャル・キャピタルとは社会学から生まれた概念で、端的にいえば、コミュニティ内の人間関係の絆のことだが、それが豊かであるほど健康水準も高いことが最近わかってきたのだ。

一九四七年、世界保健機関は「健康」を「体、心、そして社会的な福祉」とホリスティックな定義をして、当時の医療関係者の多くを驚かせた。だが、考えてみれば、ホリスティックもヒール（治癒）もヘルス（健康）も、ギリシャ語のホロスという全体を意味する同じ語源から生まれた言葉なのだ。世界保健機関は、一九八六年にカナダで開かれた第一回健康づくり国際会議でも「健康づくりのためのオタワ憲章」を採択し、健康増進で果たす地域活動の強化を改めて強調している。ここで着目される社会的な福祉や地域活動は、ソーシャル・キャピタルといってもいいだろう。プロローグでは、健康が経済所得と密接に関連すると述べ、キューバが世界基準からどれほどかけ離れているのかを見たが、このソーシャル・キャピタルに着目すると面白いことがわかってくる。例えば、カナダのブリティッシュ・コロンビア大学の研究者、ジェリー・スピーゲルとアナリー・ヤシは、キューバで行った八年がかりの研究を踏まえ、「他国と同じデータでソーシャル・キャピタルを比較することはできないが、コミュニティ・レベルで社会ニーズに対応する能力が極めて高いとの印象を受けた」と述べている。二人が着目するのは、教育水準や栄養等の医療以外の健康決定要因だ。例えば、革命以前は、成人の四分の一が非識字者で、一万人の教師が失業し、農村住民の七〇パーセントは、学校にも通えなかった。だが、革命政権が行った識字キャンペーンと無料の教育によって、国民の教育水準は高まり、一九九七年にユネスコが行った国際調査では、小学校三年と四年生の数学と国語の成績が、他のラテンアメリカ諸国のほぼ倍の点数をあげるまでになっている。山の分校に通う生徒の成績すら、経済的に恵まれた他国の私立校の成績を上回るという異常な結果に驚いたユネスコは、あわてて翌九八年に検証のための再調査を行うが、キューバの最低点が他国の平均点を超えるという結果が得られただけに終わった。

当然のことながら、キューバ政府も、雇用、栄養、スポーツ、文化、教育等、医療以外の要素が健康に及ぼす重要性を十分認識し、一九八九年には予防医療制度をバックアップするため、「健康市町村づくり戦略」を立ち上げている。厚生省は、この「健康市町村づくり運動」と連携し、大規模なコミュニティ参加を強化することで経済危機に対応したのだ。

ジェリー・スピーゲルとアナリー・ヤシは「グローバル化の辺境からの教訓」との題名が付いた論文で、こう結論づけている。

「キューバの経験は、金銭だけが健康増進の前提条件であるとの想定に抜本的な疑問を投げかける。キューバのパラドックスを理解することで、いつの日か、それ以外の地域でもキューバのやり方を実施できるかもしれない。世界銀行やＩＭＦが、健康が金銭とだけとは結びつかないことを認識すれば、築き上げられるオルタナティブな手段はあるのだし、そこには、本当に学ぶべき証拠がある」

キューバは、誰もがその能力や働きに応じて給料を得るという理想的な「平等社会」だった。なればこそ、経済危機という苦境もみんなで苦労をわかちあうことで乗り切れたのだ。言葉を換えれば、ソーシャル・キャピタルの豊かさが、キューバを救ったともいえる。だが、景気回復とともに、この経済危機をも乗り越えた革命の強みを根本から揺るがす厄介な難題が発生してしまうのだ。

医師とタクシー運転手で四〇倍の給料差

「失業率が高まり、仕事がない若者たちの間で、社会への不満や疎外感が高まっています。格差社会の出現によって、若者たちが世間に愛想をつかし始めたのです」

日本のことではない。ハバナ大学のロウルデス・ペレス教授の世相を憂える発言だ。旧ソ連の崩壊とそれに引き続く米国の経済封鎖の強化という荒波の中を生きのびるため、キューバは、国営企業の独立採算制化、米ドルの合法化（現在はユーロ）、農産物自由市場の開設、自営業の拡大、外貨獲得に向けた観光の振興と矢継ぎ早に様々な市場原理政策を導入した。それは、景気回復には確かに大きな成果をあげた。だが、資本主義型経済が浸透した結果、「ニューリッチ階層」が生み出されてしまったのだ。

米国の資産を着服したり、闇市で盗んだものを売ったりすることで不当な利益をあげる者が出れば、米国に住む親類からドルを送金してもらう家族もいた。タクシー運転手は、外国人観光客を乗せるだけで、たった一晩で、心臓外科医の月給以上を稼いでしまう。米ドルを手にできない多数の国民との格差が開く。物質主義、利己主義、個人主義が広まれば、人々は助けあう気持ちをなくす。加えて、大規模な観光が、若者たちの消費欲を刺激する。売春、ティーンエイジでの妊娠、シングル・マザー、犯罪の増加、不登校と、革命キューバがこれまで経験してこなかった社会問題が次々と現れ、ハバナでは若者たちが安月給の教師にはなろうとはしなくなった。革命の倫理的な基盤が揺らぎ始めてしまったのだ。ドルとペソとの二重経済がもたらした社会矛盾をソベロン・バルデス国立銀行総裁はこう説明する。

「労働者たちの給料では、ドル・ショップでモノを買えません。社会に貢献している労働者が、四苦八苦している一方で、働かずにすむ者もいます。それがもたらす結果は倫理の腐敗です。こうした状況は経済にとって壊滅的で、道徳的にも容認できるものではありません」

ペレス・ロケ外相もこう憂える。

「歴史的な記憶が失われ、資本主義への幻想を持つ者すら出てきました。米国に支配されれば、その新植民地と化したハイチやドミニカ共和国のような貧しい国になるだけなのに、ヨーロッパのようになれると勘違いしているのです」

このまま放置すれば、革命が倫理喪失から内部瓦解する。事態を誰よりも憂えたのは、老い先短い革命家カストロ本人だった。

「格差という問題は新しいものではない。だが、経済危機がそれを悪化させた。不平等が高まったのだ。ある者は、グアテマラやアフリカの僻地で、あるいは標高数千メートルのヒマラヤの山中で、命を救う活動に従事している医師よりも、たった一月で四〇倍も五〇倍も稼いでいる。米国は決して、われわれを滅ぼすことはできやしない。だが、われわれは自滅できる」

カストロは警鐘を発し、こう人々に問いかけた。

「いかなる思想といかなる意識レベルならば、革命を転覆させることが不可能になるだろうか」

焼け跡から復興した戦後の日本もそうだが、皆が手を携え共に困難に立ち向かうという状況は、ソーシャル・キャピタルが豊かな社会であれば克服しやすい。だが、ソーシャル・キャピタルそのものを破壊する格差社会にはどう対処すればよいのだろうか。カストロが取ったのは、教育を通じて国民の倫理観を強化するという手段だった。

「教育こそがすべてだ。教育は価値観という種を蒔き、それが倫理観を育み、人の生きざまを成長させる。教育は魂の良きものを求め、その陶冶こそが、利己主義に向かう本能やなくさなければならない態度と戦う力となる」

カストロの過去数年の演説のほぼ半分が、教育と関連した話題となるほど、カストロ革命政権首脳部は教育に力を入れた。

一五人学級の実現と幼稚園からのコンピュータ教育

いま、キューバでは、一人の教師に対して生徒が一五人という夢のような状況がどの学年でも実現されている。教育の質を高めるには多くの教師が必要だ。このため、キューバは、小学校教師の緊急養成に取り組んだ。一六〜一七歳の五五〇〇人以上の若者たちが五校に入学し、一〇カ月の集中訓練を受けた。その結果、二〇〇〇年九月には、全小学校で二〇人学級が達成され、多くは一五人以下となったし、中学校でも一五人教室が実現された。緊急養成された若い教員たちは出身地の小学校で働いているが、同時に二二ある大学の人文科学の講座のひとつを選び勉強も続けている。

教育は量だけでなく質的にも根本的に変わった。それまでは、普通の中学では教師は一科目だけしか教えてこなかったため、一日に八回もクラスが変わっていた。だが、授業科目ごとにクラスや教師がかわるという旧態依然とした制度の改革にもメスが入れられ、全科目を教えられる教員が養成された。いまでは、クラスも教師も変わらずに、生徒たちは教師とともに進学するようになっている。

一人の教師が全科目を教えられる理由のひとつには、コンピュータやビデオを利用した視聴覚教育プログラムがある。二〇〇二年三月には、幼稚園から小学校六年生まで全小学校にコンピュータ教室が設けられ、これにあわせ、インストラクターを養成するため、二〇〇一年八～一二月にかけ、一万五〇〇〇人以上の小学校教員や高校三年生たちが、ＩＴの集中コースを受講した。農山村にはいまだに電気がない集落もあるが、たった一人や数人の生徒しかいない過疎集落の小学校一九四四校にもソーラー・パネルを利用してコンピュータが導入され、約二〇〇〇人の教師がそのための再教育を受けたという。

コンピュータ教育を受けているのは、小学生だけではない。全国には三〇〇の若者コンピュータ・クラブがあり、成人や高齢者もコンピュータの使い方を学んでいるし、三五〇の若者ビデオ・クラブもあり、映画を通じて世界の文化を学んでいる。

芸術校の創設と全国民への生涯学習

キューバを世界で最も文化的に洗練された国とする。壮大な目標の一助として、全州に一五校の芸術校も新設された。毎年、入学する四〇〇〇人は、一五歳の若者たちだが、四年の間に美術、音楽、ダンス、演劇等の授業を受け、同時に自分たちのコミュニティの文化活動にも活発に参加している。卒業後は、インストラクターとして小学校、中学校、高校、文化団体等で働くことになるが、彼らも専門分野を大学でさらに深める機会が設けられている。

生涯学習も進んでいる。二〇〇〇年一〇月からは「全人民のための大学プログラム」が全国放送され、英語、フランス語、歴史、地理、科学、芸術ほかの放送大学講座を受講できるようになった。二〇〇二年五月からは、教育番組に特化した三番目のチャンネルが開設され、朝六時半から晩まで放映されている。朝は小学校の子どもたち向けの娯楽・教育番組「成長のための私のテレビ」、昼は中学生向けの「学びのための私のテレビ」と高校生向けの「知るための私のテレビ」、そして、夜は大学生や成人を対象とした教養番組と年齢に応じて放映されている。あわせて、世界の古典を収めた全集が全家庭に配布された。

社会風紀の乱れとお年寄りを守る若きソーシャル・ワーカーたち

ソーシャル・ワーカーの緊急養成も始まった。二〇〇〇年九月に一六～二二歳の若者たちを対象に、ハバナ郊外のコヒマルにソーシャル・ワークのための専門短期大学が開校したのを皮切りに、同様の学校が、サンティアゴ・デ・クーバ州、オルギン州、ヴィジャ・クララ州でも開校した。カレッジの授業内容は、様々な分野からなる学際的なもので、学生たちは、ソーシャル・ワーク、心理学、社会学、法律、英語、スペイン語、コンピュータに加え、世界各地の取り組み事例を学んでいるし、思春期の若者の心理や家族とのコミュニケーション技術も身につけていく。卒業後の雇用は保証され、月給も三〇〇ペソと、若年労働者としては待遇も良い。加えて、一度資格を得た上でさらに専門分野の道を深めたければ、人文系の二二の大学講座を選択でき、社会学、ソーシャル・ワーク、社会コミュニケーション、心理学と法律等、八種類の学位を得る機会も設けられている。現在、二万八〇〇〇人の若者たちがソーシャル・ワーカーとして活躍しているが、最終的には、全市町村で住民三〇〇人当たりに一人が確保できるよう三万五〇〇〇人を養成することが目標とされている。

これだけ大量のソーシャル・ワーカーを短期間に養成したのも、経済危機の間に高まった格差を減らし、「ニューリッチ階層」の富を社会的に再分配し、最も社会的に弱い人々の暮らしを守るためだった。

例えば、二〇〇五年一〇月、青色のTシャツを着た一万四四四人もの若いソーシャル・ワーカーたちが、ハバナをはじめ全国二〇〇〇カ所以上の給油所に現われ、スタンドで給油したり、給油所への配達トラックに乗ったり、精製所を厳重に監視し始めた。深刻なエネルギー事情を抱えているにもかかわらず、ガソリン・スタンドではガソリンが盗まれたり横流しされていた。二カ月間の警戒活動で従業員たちは不正な横流しができず、国庫収益は倍増し、販売額の実に半分が不正に着服されていたことが明らかになった。政府は、問題に終止符を打つため管理体制の厳格化に向け、制度改革を行った。

各家庭を個別訪問し、蛍光灯への交換や電化製品のモデル・チェンジを通じて省エネ運動を担っているのも、この新たに養成された若きソーシャル・ワーカーたちだ。

だが、そのメイン活動は、一人暮らしの老人や失業者、シングル・マザー、売春に走る若い女性、家庭内暴力ほかの家庭内事情に悩む家族、障害者や障害児を持つ家庭、学校をずる休みする子どもなど、社会的に弱い立場に置かれた人々と積極的に交わり、親身になってその悩みの解決を助けることにある。そして、ワーカーたちの、全戸個別調査によって、一人暮らしでケアを必要とする老人が三万七〇〇〇人もいることがわかった。政府はこの調査をもとに、高齢者年金を増額し、一〇〇もの施策プログラムを実施した。二〇〇七年には、老人ホーム、高齢者向けの社会センター、身体・精神障害者のホーム等三八二ものセンターの運営費とあわせ、退職金、社会保障、年金用に約三九億ペソの予算が盛り込まれ、五八万八〇九七人が一二億三〇〇万ペソの社会保障費を受領することとなっている。

数値統計からは見えてこない人々の暮らしを、ソーシャル・ワーカーの活動を通じて浮き彫りにし、政策実現に役立てていく。こうした取り組みは海外からも注目され、二〇〇〇年五月にキューバを初めて訪れたジミー・カーター元米国大統領も滞在中には、ハバナ郊外に新設されたソーシャル・ワーカー養成校を視察している。

失業中の若者たちの再チャレンジ・プログラム

ソーシャル・ワーカーたちは、学校を出ても、働きも勉強もせず、社会に不満を抱いて軽犯罪に走る「失われた若者たち」と呼ばれる青少年も支援している。刑務所の服役者、とりわけ、若い受刑者とも関わり、一〇人当たりに一人のソーシャル・ワーカーが張り付き、服役後には、大学や専門学校に通う機会を確保し、学業を終えた後には、スムーズにコミュニティに溶け込めるよう手助けをしている。その背景には、犯罪者個人を責めるのではなく、罪を犯すに至った社会からの疎外への対応が必要だとの考え方がある。というより、この若いソーシャル・ワーカーたち自身が、ほとんどは恵まれない家庭環境で育ち、以前は学校を中退したり、失業していた若者たちだったのだ。政府はこうした若者たちを罰する代わりに、知識や文化を学ぶという「新たな仕事」を創設した。すなわち、学校にも通わず、働こうともしない若者たちに給料を支払いながらソーシャル・ワーカー養成校に通わせることで、社会への居場所を作り出すことを目指したのだ。

「家族の友人」との別名を持つソーシャル・ワーカーについて、カストロは「彼らは、最も貧しく、虐げられた人々にとり、手助けをしてくれる友人、兄弟となるだろう」と評価し、こうも述べている。

「二〇〇一年九月、われわれは、脱落者のためのコースを創設した。二〇〇二年の学期中には、ほぼ一〇万人がこのプログラムに登録された。高校で六万四四八八人、カレッジで三万四三一八人だ。全体では一二万八三七七人が学校へ戻った。うち、三万八一〇三人、三〇パーセントには学ぶことに給与が支払われている」

一七～三〇歳の失業中や学業を放棄した者たち向けの夜間授業もあれば、障害者の世話のために仕事を辞めなければならなかった父母に対して賃金を支払うプログラムもある。究極の目標は、若者たち全員の完全雇用だ。新たな仕事がすぐには見つからない者に対しても、将来的な自己投資とするため、勉学に勤しむ場合には賃金が支払われ、コンピュータ、英語、地理、歴史、数学などを学んでいる。

六〇万人もの新たな大学生が誕生し、スポーツや芸術教師、ソーシャル・ワーカーとして新たな再出発の機会を得た若者たちは、埋もれた新たな才能を見出し、全く違った人間となっているという。千葉大学の広井良典教授が、社会保障は高齢者問題に限定することなく、ニートやフリーター問題を視野に入れ、若者たちへの教育政策と一体的に考えなければならないと指摘していることは、プロローグでも触れたが、若者を再教育することで社会復帰させ、環境政策や高齢化対策に活かしているという意味では、キューバはまさに広井理論を実践しているといえるだろう。

目指すは芸術や文化、科学が進展した知識社会

図5−2をもう一度見てほしい。教育費は年々増額され、二〇〇七年には無料の教育と医療を維持するため、GDPの二二・六パーセントに相当する予算が割り振られた。その数値はラテンアメリカ諸国平均の四倍だ。加えて、格差を是正するために最低賃金が倍増される一方で、「ニューリッチ階層」である観光レストラン経営者等の大口ユーザの電気代は、一般庶民の一〇倍以上も値上げされた。ソベロン総裁は「このやり方は経済危機の間に生じたり広がったりした格差を徐々にですが減少させています」と述べ、同様の制度改革を経済全般にも拡充する予定だという。

二〇〇五年一一月のハバナ大学での演説では、カストロは国づくりの将来ビジョンをこう描いて見せた。

「われわれは、シングル・マザーが子どもの面倒を見られるような給料を得るか、働いている間の子どもの面倒を見るための経費を国が支払うか、彼女が選べるべきだと決断したのだ。わが国の全人民は、近い将来、副業や海外からの送金に依存せずとも、仕事や年金や退職金で生活することになるだろう。働き、生産する人民はさらに給料を受け取り、もっとモノを買うことができるようになるだろう。だが、それは決して消費社会になることではしない。それは、人間的に発展し、芸術や文化、科学が進展した知識社会になるだろう。もちろん、それは、科学兵器のためではない。何人《なんびと》たりとても壊せない自由と

ともにある」

米国を代表する国際政治学者ジョセフ・ナイは、軍事力や埋蔵資源などハード・パワーに対し、文化力を重視するソフト・パワー論を提唱したが、文化の国づくりを目指そうとするカストロの主張は、これを思わせるものがある。

下流志向の若者は社会が作る

これまで述べてきた教育や文化発展を目指す、延べ一一九七もの事業は、キューバでは「思想の戦い」と称され、エリアン・ゴンサレス少年[注1]の帰国を求める若者や学生たちの間から巻き起こった運動を発端に二〇〇〇年からスタートした。

運動を担った若者は、いまのキューバをどう感じているのだろうか。若者の生の感想を聞きたく、大学学生連盟を訪れた。ちなみに、大学学生連盟とは、革命を遡ること三〇年以上も前の一九二三年に学生運動を率いたアントニオ・メリャが創設した団体だ。会長のカルロス・ラヘ君（二五歳）は、現代という時代をこう分析する。

「キューバの若者には基本的に二つの問題があると思うんです。ひとつは、革命以前の資本主義時代のことを全く知らないし、社会主義を構築した経験もないことです。二つ目は、若者がどんな家庭環境で育ったのかです。矛盾を抱えた家庭で育った若者が、近代的なＩＴ技術やグローバル化にさらされて、消費主義に走ってしまったんです。社会のためという意識がほとんどなく、勉強もしたくなければ、働きたくもなく、趣味もない、という無気力人間になってしまったのです。ですが、キューバには革命という模範があります。一番大切なことは、キューバ人であるという誇りと祖国愛です。その誇りがあったればこそ、あの経済危機も乗り越えられたんです。大切なことは思想で、思想と革命を継承し、続けることなんです」

学生のリーダだけあって、とても二五歳の若者とは思えない発言だ。だが、優等生的すぎてつまらなくもある。ペレス・ロケ外相も、国会で革命存続のための原理原則を次のように提唱しているが、ラヘ君の見解とほぼ同じだ。

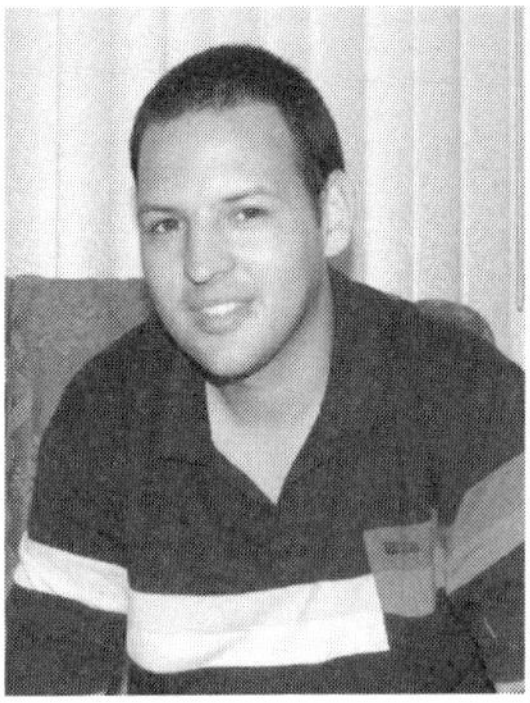

ラヘ君は、ハバナ大学経済学部を2005年に卒業後、全国の学生たちから会長職に選ばれた。新しい未来を作ることは可能だと断言する

「人民を導く人々は、いつも模範となるよう心がけなければならない。権威とは厳格な生活ぶりと労働への献身からもたらされる。人民を導く人々が、なんら特権を受けておらず、その家族も人民と違わない暮らしを送り、その子弟も労働者の子どもと同じ教育を受けていることを人民は知らなければならない。われわれは今、モノの消費ではなく、思想や信念に基づくことで大多数の人民からの支持を維持しなければならない」

だが、こうしたストイックな姿勢をすべての若者に求めるのは土台無理だし、時代錯誤なのではないだろうか。

「もちろんです。考え方は誰も同じではありません。僕は誰もが革命家になってほしいと願っていますが、それはおっしゃるように無理な話です。でも、小人数であっても、堅固な思想を持ち、前衛として人民の前を歩み続けていれば、社会の中には真面目な人が多くいますから支援してくれます。一番大切なことは、たくさんの人たちが指導者の言うことや革命の夢がわかるようになることです。わかれば、支援してくれます。それがわからないから問題なのです」

それが、グローバル化の悪影響なのだ、とラヘ君は続ける。

「例えば、インターネットにも良い効果と悪影響と両面があります。若者が悪影響を受けないためには、知識が必要です。知識があれば、善悪の判断ができますし、良い文化があれば、幸せになれます」

それが思想の戦いの目指すことなのだという。

「もちろん、これは木を植えるようなもので、わずか三年や四年では結果は出ません。ですが、以前に大学にも通っていなかったような若者が、新しく学ぶようになり、いまでは一八〜二五歳の若者の五〇パーセントが大学生になっています。僕らは、若者たちに何が大切な仕事かを指導していますが、誇りを持ち、皆喜んで『心のお医者さんになろう』と、言っています」

だが、ただ勉強をするだけで、給与までもらえるというのは、あまりにも、虫が良すぎるのではないだろうか。

「君だってハバナ大学という一流大学に入るために一生懸命勉強したんだろう。でも、お金をもらっていなかったじゃないか。それをサボっていた若者は金をもらって再チャレンジできる。ぶっちゃけた話、内心はざけんじゃねぇ、甘ったれるのもいい加減にしろ、と政府の過保護政策を苦々しく思ってるんじゃないの」

外国からの取材だとのことで、理路整然と高級官僚のような答弁を語るラヘ君の本音を聞き出したく、あえて砕けた口調で嫌味な質問をぶつけてみた。すると、ラヘ君は初めてにっこりと破顔し、口調も変わり、ストレートにこう答えてくれた。

「そうなんです。あなたが言うように『ちょっとそれは違うんじゃないか』と主張する人も実はいます。全く新しいアイデアで、わかりにくいしですしね。でも、僕らは間近のことだけを考えがちですが、ずっと先の将来のことも考える必要があると思うんです。例えば、僕は友達を自分で選んでいます。でも、生まれてくる家庭は選べないし、生まれてくる場所も選べません。人間は、そういう存在なんです。僕はたまたまインテリの家庭環境で育ちましたから勉強してきましたが、学ばない家庭環境で育った若者にはそんな気持ちがさらさらないんですよ」

ラヘ君によれば、政府の調査研究により、社会への疎外感を持ち、犯罪に走る若者は、高等教育を受けた専門家の家庭にはたった二パーセントしかおらず、若者たちの立ちふるまいが教育や文化水準の低さといった家族環境によることが明らかになったのだという。

「だから、それは自己責任じゃあないし、社会の責任で、それを直し正すのも、社会でなければならないと思うんです。この新たな計画でとても良い学生に変わった大学の仲間がいます。僕からすれば、一番偉いのは、そう。そういう家庭環境で育ちながらも、勉強して卒業した奴らの方なんです」

注1——エリアン少年（当時＝5歳）と実母、義父らが米国へ向け手製ボートで密航し、母親は途中で溺死するも、タイヤにしがみついている少年は無事救助され、マイアミの親類の元に確保された事件。少年は二〇〇〇年六月に帰国するが、クリントン政権は当初は少年をキューバの父親の元に返すことを拒否し、大きな政治事件となった。

4 いまも生きるチェ・ゲバラ

現場の診療所で実践する医学教育改革

プロローグで登場したアルレニスさんのような若者やこれまで出会った医師たちは、いったいどのような医学教育を受けてきたのだろうか。それを知りたく、アルレニスさんの母校、ハバナ医科大学を訪ねてみることにした。ハバナ医科大学は国内最大の医学校で、二万八〇〇〇人の学生が在籍し、六五〇〇人の教授陣のほか、四〇〇〇人の職員が働く。全国には二一の医学校があるが、その中心的存在で、毎年約四〇〇〇人の医師がここから育ち、これまでに三万人が卒業したという。医学校には一五学部があり、ほかに二〇の付属研究機関をあわせ持つ。五〇の病院、一二〇の地区診療所、三〇〇〇以上のファミリー・ドクターの地区医院も所属する。ちなみに、東京大学の医学部の学生数は四七五人、慶応大学医学部のそれは六〇六人である。

ホルヘ・ゴンサレス学長は、医科大学を一九七五年に卒業し、ドイツに留学した後、法医学の専門家となり、二〇〇一年から母校の学長となったが、マタンサス州の小さな町の貧しい家庭の出身で、革命の恩恵によって医師になれたのだという。

「一九五九年の革命からお話しましょう。当時国内には六〇〇〇人の医師がいたのですが、その半分以上が国外へ出ていきました。そこで、医師を養成するため一九六二年に本学が設立されたのですが、教授陣もたった一七人しか残らなかったわけですから、まさにきちがいじみた発想でした」

だが、医学校は優秀な卒業生を教員にすることで年々充実していく。

「そして、一九八四年に新たな教育制度をスタートさせました。世界中の医学教育制度を学び、輸入した知識をもとにキューバが置かれた条件に照らしあわせて、アイデアを出しあい、制度を作ったのです」

医科大学は六年だが、一九八四年のカリキュラム改正で、医学生たちは卒業するには少なくともカリキュラムの一八パーセントをコミュニティ内で過ごすこととなった。プライマリ・ケアがまず基礎となり、将来どの分野の専門医師になるのであれ、医師としての人生はファミリー・ドクターの地区医院に二年間勤めることから出発する。大学での授業も、理論と実践の両輪で知識と技量がともに試される内容となっている。例えば、次の学年に進学するには、学科試験だけでなく、現場での実践を通じ、地区住民が必要としている地区の健康上の課題の研究結果を示し、実施試験にも合格しなければならないと

表5-2　医科大学でのコミュニティでの授業

1年	包括的一般医療序論（5週間）
2年	臨床医学序論（1学期）
4年	包括的一般医療Ⅰ（6週間）
5年	公共医療（9週間）、包括的一般医療Ⅱ（7週間）
6年	包括的一般医療（7週間）

いう。

「ですが、二〇〇三年にさらに飛躍があります。地区診療所そのものを『医科大学』にする改革に取り組んでいるのです」

地区診療所を大学にするとはどういうことなのだろうか。学長はさらに説明を続ける。

「以前の医学教育では、フレクスナーが提唱した理論に基づき、二年生までは勉強だけで、臨床でも死体を使っていました。ですから、医学生たちが、患者と接するのは三年生からでした。これではまるで、機械を学ぶのに、動いているエンジンを見たことがないようなものです」

近代医学教育は一九一〇年のフレクスナー・リポートに始まるとされるが、この理論では、学部の最初の二年は、生化学、生理学、薬理学、病理学等を学び、その後に臨床教育に進むようなっていた。日本でも、教室や実験室で基礎科学を修めた上で、大学病院の外来で臨床教育を受けている。だが、学長はこの制度を見直したのだという。

「二〇〇三年に、全国の医学生一〇〇〇人を七五のモデル地区診療所に受け入れるパイロット事業を実施しました。本学の学生は教師から直接講義を受けますが、地区診療所では、一番著名な医師の授業をテレビで受けられるようにしたのです。あわせて、一人ずつ授業科目を入れたCDも与えました」

電子医療情報ネットはこんなところでも活きていた。だが、なぜ、こうした改革が必要になったのだろうか。それがわかるかとばかり、学長は説明を続ける。

「医科大学は授業料は無料ですが、全部の学科試験で平均九〇点以上を取らなければ入学できません。野球チームを編成するなら、一番強い選手を選ぶでしょう。医学とて同じです。一番できる学生を取る。それに、学生が一生懸命学ぶには競争も必要です。ですが、一番モノを覚えるのは実践しながら学ぶことなのです。例えば、あなたは、私が話した内容のうち、おそらく自分が気に入った部分しか覚えていないはずです。だから、本当に学ぶには現場に出て何が必要かを実感することが欠かせません。そして、地区診療所では生きた人間を相手にするのです」

学長によれば、いま、世界的にも一方的に教師が教えるのではなく、学生たちの方から積極的に必要な知識を学び取る教育手法が主流となってきているという。

「伝統的な教育では、教授が一番大切で学生はただ教えられた知識を吸収するだけでしたが、いまは一番大切なのは学生で、地区診療所ではよりアクティブな役割も与えられています。一番重要なのは学生たちが接する周囲の人たちです。若い学生だからこそ、いろんな経験を働く職場から学べるのです。

そして、一年はただの学生ですが、二年生からは実際に現場で仕事もします」

この現場重視主義は、医科大学の改革にもつながった。いまでは教授陣も、英語等の教師を除いて、八〇パーセントは、第一線で働く医師にしてしまったという。

「医師になるには知識だけでなく、人格形成も必要です。そこで、スポーツ、文化や歴史、哲学、世界情勢も教えていますが、教授陣には実際に海外協力に携わった教師もいますから、こうした実践を模範に学生たちは学んでいく。車の技術屋は工場で学ぶでしょう。また、鶏と卵について一番学べるのは農家です。だから、農家も大学の教室になるのです」

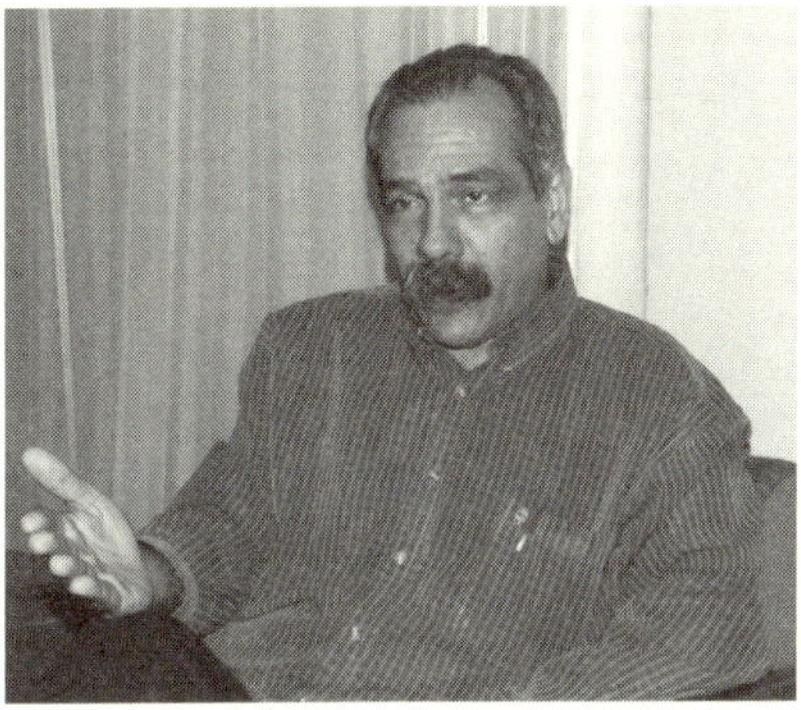

ホルヘ・ゴンサレスハバナ医科大学学長。臨床医学も死体ではなく生きた人間から学ばなければと主張する

医療は金ではない。人の命を救うためにある。学長も多くの医師と同じことを最後に強調した。

二〇〇三年からスタートした医療教育改革で、一部の学生はすでに地区診療所の現場で学び始めている。

訪れたハバナ市内のベダド地区診療所では一年生九人、二年生一一人、三年生九人が学んでいたし、ピナル・デル・リオ市内のペドロ・ボラス・アストルガ地区診療所では実に一〇六人の学生が学んでいた。そして、二〇〇七年の九月からは歯科医の現場研修も始まるという。今後はさらに多くの学生が現場で学ぶことになる。

そして、ゴンサレス学長の指摘したとおり、患者を実際に治療できるのか、現場の実践力で腕が試される。訪れたあるファミリー・ドクターの医院では、その資格試験が行われていた。真剣な面持ちで聴診器をあてていた青年は、総合予防医療医師としての高度資格を目指すドミニカ共和国出身のラテンアメリカ医科大学の卒業生だった。

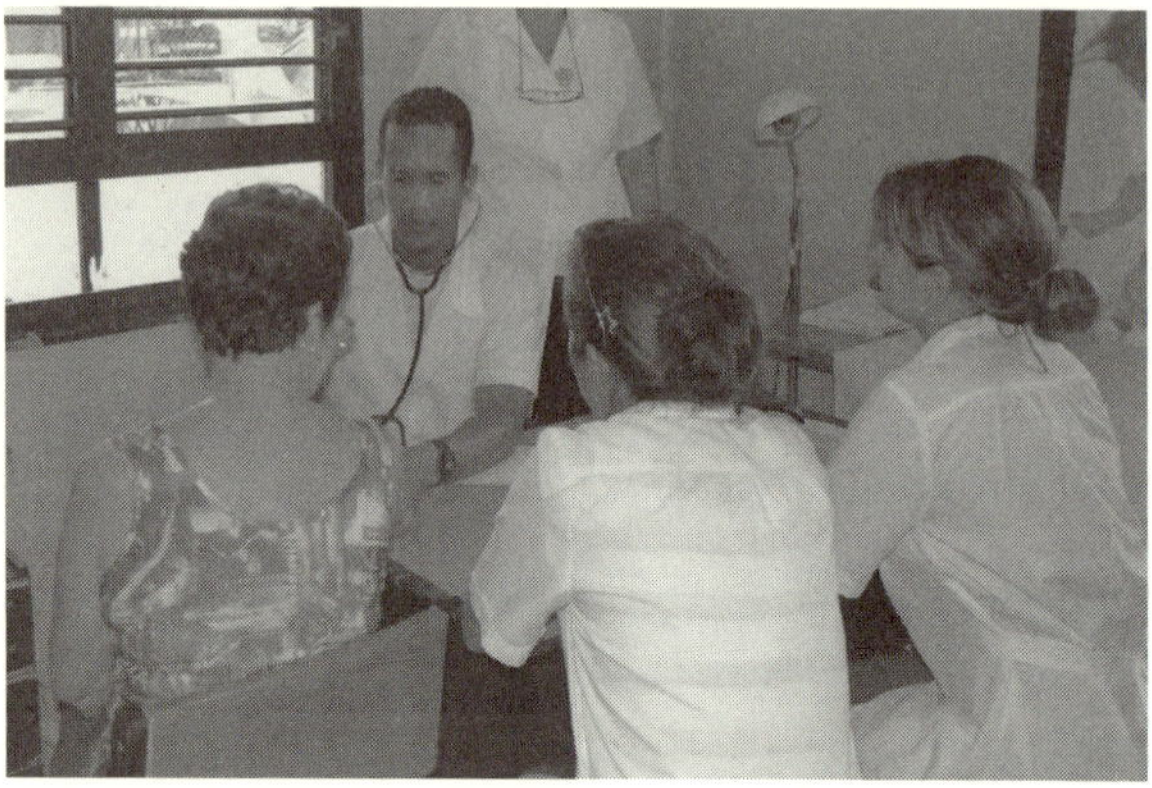
ディアネリス・ラシアス教育指導官（右）とシャリセル・メンディルサ医師（中央）の立ち会いの下、試験を受けるフランシェル・ラモン君

だが、セレモニーは医科大学で行われる。医科大学のキャンパスは、以前には裕福な家庭出身の女学校であっただけにスペイン植民地時代の重厚な建物が立ち並ぶ。そのキャンパス内をルイス・スアレス博士が案内してくれた。

「ここが、本学で最も神聖な場所で卒業式が執り行われる場所です」

重々しい木製の扉が開くと、椅子が並び、側壁には歴代の偉人たちの写真が掲げられている。そして、一番奥まった壇上には、二人の人物の遺影が掲げられていた。右がキューバ医学の祖とされるカルロス・フィンライで、その左側では、ゲバラが静かに微笑んでいた。

いまも生きるゲバラの言葉

カストロとともに革命を成功させたゲバラは、筋金入りの革命家だった。国立銀行総裁という要職を投げ捨て、一介のゲリラとしてボリビアに乗り込み、CIAを後ろ盾とした政府軍に追い詰められ、一九六七年に壮絶な戦死を遂げる。だが、ボリビア軍が一切口をつぐんでいたため、その遺骨がはたして存在するのかどうかもわからなかった。

だが、一九九七年の七月に長らく行方不明のままとなっていた遺体が国際調査団によって発見される。歯のレントゲン写真や遺骨のDNA鑑定から、本人に違いないことも確認され、その遺骨はいまサンタクララに聳え立つ霊廟に収められている。ゲバラがキューバに帰還したのはその死から実に三〇年も経ってからだった。そんな想いで、遺影を見つめていると、スアレス医師がそっと耳打ちしてくれた。

「学長は、ご自分では何も口にされませんでしたが、彼こそがこの調査隊の団長で、学長が遺骨を発見されたのです」

医師として羽ばたく学生たちをいまもゲバラの遺影が見守り、そのゲバラの遺骨を発見した医師が学長を務めている。そうか、ゲバラも学生たちの教育に一役買っていたのか。アルレニスさんのような若い医師が、キューバから育つ理由の一端が垣間見えたような気がした。

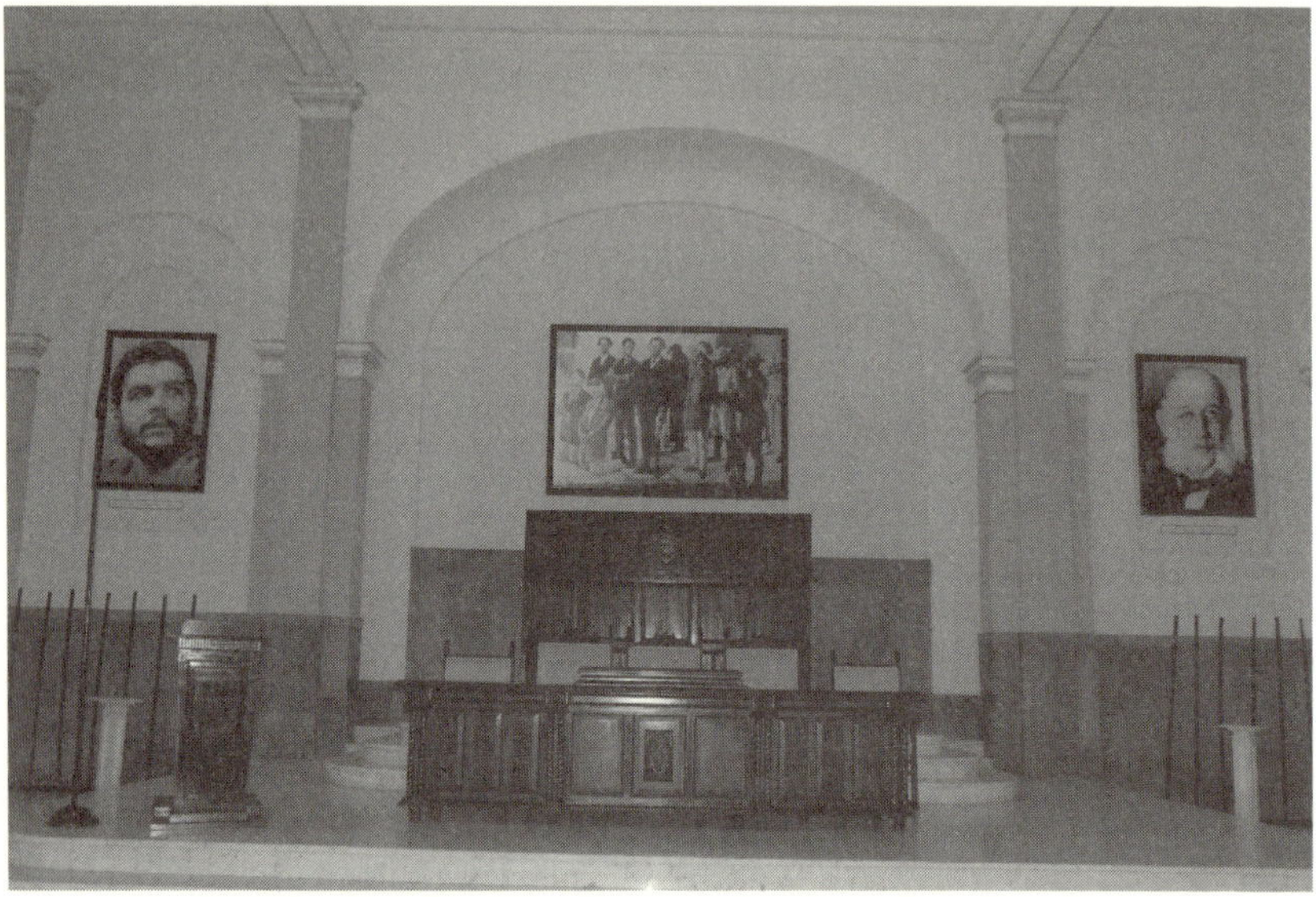

ハバナ医科大学の卒業式を執り行う間で学生たちを微笑んで見つめていたのはゲバラの遺影だった

ゲバラは革命家だったが、まず何よりも医師だった。『ザ・モーターサイクル・ダイアリーズ』で映画化もされたが、アルゼンチンの中流家庭で育ったゲバラは、一九五二年に友人と二人でオートバイにまたがり、南米六四〇〇キロの縦断の旅に出る。一人の若い医学生を革命家に変えたのは、その道すがら目にした光景、迫害された人々の理不尽な状況や社会矛盾への憤りだった。だから、ゲバラは学生時代の旅の経験も交え、一九六〇年に「革命的医療」と題する演説を行っている。ゲバラが旅から感じたこと。その言葉でこのカリブへのささやかな旅を終えることとしよう。

私は、ハイチとサントドミンゴ以外のラテンアメリカの国はどこもある程度は旅したことがある。まずは医学生として、その後は医師としてだが、私流の旅のやり方から、いつも貧困、飢餓、病気を身近に目にしてきた。金銭がないために子どもを治療できず、慢性的な飢餓や刑罰で息子を失っても父親がそれを重要でない事故として受け入れてしまう。われらがアメリカの祖国の搾取階級の間ではそんな状況があたりまえだった。

有名な科学者になったり、医学に重要な貢献をしたりするのと同じほど大切なことがある。そのことがわかり始めた。私はこうした人々を助けたかった。

では、実際の社会福祉の仕事はどう実行するのだろうか。社会ニーズと一人ひとりの努力とをどう結びつけるのだろうか。この組織的な業務、あらゆる革命の業務の基本は個人にある。誰かが主張するのとは違って、革命は、人々の意志や取り組みを集団的に画一化したりはしない。これに反し、革命は一人ひとりの才能を解放する。革命がなすことは一人ひとりの才能を適応させることなのだ。私たちのいまのタスクは、すべての医療専門家たちの創造力を、社会的な医療に向けて適応させることにある。

私たちは、古臭い概念を拭い去らなければならない。人民たちのところにでかけ、「さあ、ここにわれわれがいる。あなた方に施し、科学を教え、錯誤や文化の遅れ、無知を示してあげよう」などとは決して口にすべきではない。そうではなく、偉大な人民の知恵に学ぶ探究心や姿勢を持たねばならない。さすれば、身の一部と化し、常に思い浮かぶ発想がどれほど誤っていたかがわかるだろう。社会的、哲学的な一般概念のみならず、医学の概念も変える必要がある。病気も大都市の病院でなされるように、常に治療されなければならないものではないことがわかるだろう。例えば、貧しい栄養状態を改善し、食べ物への要望を満たすには、医師が農民として、新たな作物を植え、種を蒔くことすら目にすることだろう。

もし、何も手にせぬ人民たちのために、多くを所有しすぎている人の富を再分配する計画を立てるなら、日々の創造的な仕事を幸せの活力源にする気があるのなら、私たちには取り組むべき目標がある。

ただ一人の人間の命は、この地球上で一番豊かな人間の全財産よりも一〇〇万倍も価値がある。隣人のために尽くす誇りは、高い所得を得るよりもはるかに大切だ。蓄財できるすべての黄金よりも、はるかに決定的でいつまでも続くのは、人民たちの感謝の念なのである

エピローグ

キューバ福祉医療事情の旅、いかがだったろうか。悪酔いはされなかっただろうか。

「キューバはカストロの独裁国ではなかったか。こいつは、いったいどこの回し者だ」

そんな批判がまず聞こえてきそうだ。おまけに、筆者の本業は農政業務に従事する地方公務員である。有機農業からキューバに関心を抱き、これまで八度ほど農業や環境の取材をしてきたが、農業はともかく、医療についてはズブの素人だ。それが、我流で福祉医療問題を取り上げようというのだから、不遜極まりない。「専門知識も経験もない素人に何がわかる」と、これまた批判を浴びそうだ。とはいえ、どうしても、筆を取りたくなったわけがある。

ことの発端は、ツルネン・マルテイ参議院議員を団長とする「有機農業推進議員連盟・キューバ有機農業視察団」に同行させてもらったことだった。視察は二〇〇六年五月の連休に行われたのだが、「ここだけは、是非見ていってもらいたい」とのキューバ側のたっての願いで、当初予定にはなかったラテンアメリカ医科大学を訪れる機会を得たのである。本文でも触れたように、今、反グローバリゼーションは、南米全体を揺るがす大きなうねりになっている。ベネズエラのチャベス大統領は首都カラカスで開催された世界社会フォーラムで、「世界は社会主義か死を選ばなければならない。資本主義は地球のエコロジー的バランスを破壊している。もし、われわれがいまの世界を変えられないならば、人類に二一世紀はない」とまで言ってのけた。だが、「もうひとつの世界は可能性だ」とのスローガンは単に政治的なものにとどまらない。そのバックには、キューバからの地に足の着いた農業や医療の技術援助がある。そのことがひしひしと肌で感じられただけに、「政治思想」としてのキューバ革命ではなく、「技術」としての革命というテーマも、自分なりにどこかで整理しておきたいと、痛感したのである。

ところが、いざ帰国してみると、日本には、米国経由の極端にバイアスがかかったキューバ批判の情報か、半世紀も前の革命を賛美するノスタルジックな政治色の強い情報しかない。「キューバ医療」でネット検索してみても断片的な情報しかヒットしないし、文献としても、著者の知る限り、松野喜六医師の著作、『遥かなる国 素顔のキューバ―黄熱とフィンレーの回顧』（文理閣、一九九九）と『キューバ万華鏡』（海風書房、二〇〇〇）に寄稿された天明佳臣医師の「キューバ医療事情について」くらいしか見あたらない。

だが、海外では違う。キューバの福祉医療は歴史も実績もあるだけに、まだ始まって日が浅い有機農業とは比較にならないほどの膨大な英語文献や統計数値がいともたやすくネットで入手できる。おまけに、こと英語圏では、キューバを経済封鎖している当の米国が最も熱心に情報を発信している。例えば、本書でも多くを引用したジュリー・フェインシルバー女史は「民主主義もなければ、経済封鎖も加えているのに、なぜカストロ政権はいつまでも倒れないのか。その秘密は医療にあるのではないか」との観点から、七カ月の滞在も含め八度も取材を行い、医療実情を詳細にまとめあげた大著を上梓している。キューバと医療情報をわかちあうNPO、MEDICC（Medical Education Cooperation with Cuba）もキューバの医師とのインタビューや専門的な論文を掲載した雑誌を発刊している。これを読むだけでも、現地事情や制度の仕組みがかなり見えてくる。

イギリスの放送メディアであるBBCは無論のこと、当の米国ですら、キューバ情報を発信している。にもかかわらず、日本では米国に遠慮してなのかマスメディアでもほとんど取り上げられることがない。朝日新聞のハバナ支局ができたのも、二〇〇七年の五月一六日とつい先日のことだ。国際化が叫ばれながら、これほど日本は情報が遮断されている。キューバの医療革命は、風化した過去の遺物どころか、今まさに進行中なのだ。しかも、「奇跡の手術」や「ヘンリー・リーブ国際救助隊」等、日々進化している。数百、数千人という単位で世界の僻地へと飛んでいく、キューバの医師たち。「先進諸国が医療崩壊に悶々とする中、なぜ、こんなことが貧しいカリブの小国で可能なのか」。思わず口に出したくなる素朴な疑問を自分なりに納得させるには、まずこの国の福祉医療制度を大づかみに俯瞰してみる必要があった。その意味で、本書は、学術的な内容には欠けるものの、筆者のように漠然と医療や健康に関心を持つ読者にとって、キューバの医療制度の概要を知るコンパクトな入門書になったのではないかと自負している。

取材は二〇〇七年の正月と五月の連休にかけ、二度ほど行った。取材先はこちらで指定したが、キューバに住んでいるわけではない以上、当然のことながら限られた時間の中での見聞だし、視察先を選ぶ行為そのものが優良事例の抽出作業になってしまうことは避けられない。だが、筆者が現地で出会った医師たちは、来日したアルレニス医師と同じく、誰もが、とりたてて肩肘を張るわけでもなく「医の倫理なり哲学」を自然に身につけていた。ファミリー・ドクターの医院で出会ったドミニカ共和国出身のフランシェル・ラモン君が「学生寮、食事、知識、技術。キューバは、僕が医師になるすべてを与えてくれました。ですが、良い医師になるには二つの専門が必要だと教えられました。ひとつは、医学。もうひとつは人間性という思想です」とさりげなく口にすれば、同じ若者である全国大学連盟のカルロス・ラへ会長もこんな言葉を口にしている。

「誰もが革命家になれるわけではありませんが、連帯の気持ちを持つことが大切なのです」

そして、「革命家とはどんな人ですか」と尋ねてみると「困っている人を助ける優しい気持ちを持つ人のことです」との回答が返ってくる。

「連帯こそが医療の礎だ」と主張するマタンサス自然・伝統医療診療所のウベンティノ・アコスタ博士にも「連帯」の意味を問いただしてみると、こんな説明が戻ってきた。

「なぜなら、お互いに助けあう気持ちがなければ、ストレスがたまって多くの人が病気にかかるからです。一番ストレスがたまって健康に悪いのは戦争です。だから、より良く生きるためには平和が大事なのです」

キューバ人たちは「革命」や「連帯」といった言葉を多用し、かつ、愛用する。だが、そのスペイン語の持つ意味は、ストレートに直訳した左翼用語の持つニュアンスとはどうも微妙に違うようなのだ。

以前、在日本キューバ大使館に勤めていたミゲル・バヨナ夫妻を山岡鉄舟ゆかりの料理屋に案内したことがある。鉄舟とは、勝海舟と西郷隆盛のトップ会談による江戸無血開城をコーディネートした幕臣だから、政治的分類では体制派の官僚になる。だが、その遺稿や書を感慨深げに見ていたミゲル氏が、こんな感想をもらした。

「この山岡という人物は革命家ではないですか。上に立つ者は正直で富貴を求めてはならないと、ホセ・マルティと同じことを言っています」

実は、八年前に初めてキューバを訪れた際、通訳を務めてくれたのが、慶応大学と京都大学に留学経験のあるこのミゲル・バヨナ氏だった。氏が、そのとき口にした言葉は、

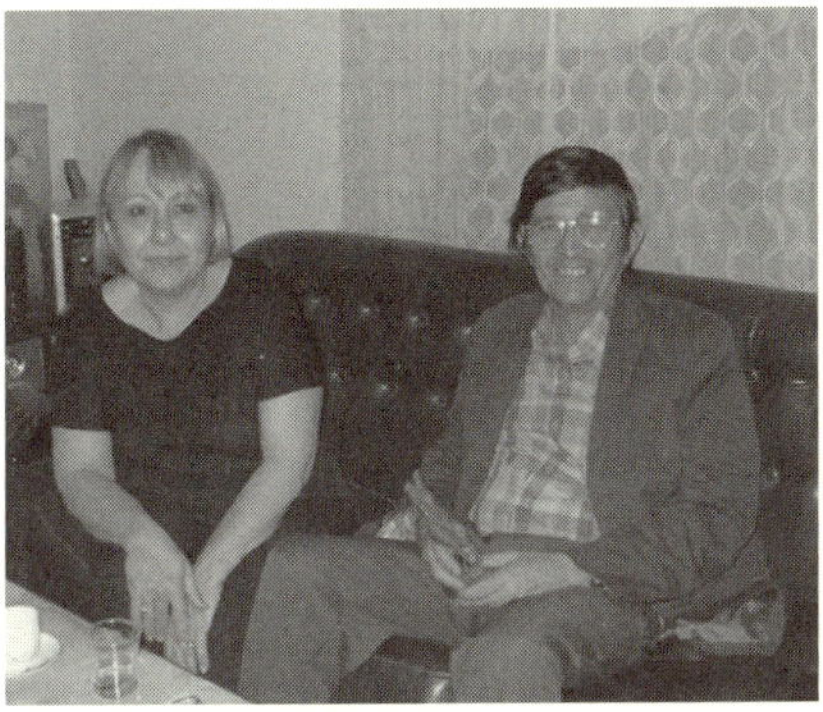

自宅でくつろぐ元外交官のミゲル・バヨナ夫妻。マリア夫人は歯科診療所の院長をつとめるが、以前、デング熱で死にかかったことがある。

初訪問だっただけに、いまも強く心の中に残っている。

「経済封鎖で停電が続き、街が真っ暗な中でも地区診療所だけは煌々と明かりが灯っていたのです。チェスの手を考えるように乏しい資源を人民のために使おうとしている政府を信頼する気になりました」

その後、氏は外務省を定年で退官されたが、若い頃、ハバナ大学で医学を学んだ経験があることもあって、今回の取材にひと肌脱いでくれた。インタビューが成功したのは、ひとえに医師たちの難解な専門用語を筆者に理解できる日本語で解説・通訳してくれた同氏の労にかかっている。

そのバヨナ氏が、マタンサス州の自然・伝統医療診療所からハバナへの帰路にふと漏らした。

「このあたりに見える土地は、以前はみな父が所有していたのです。でも、革命のためにすべて国に寄付してしまいました」

どこまでも続く広大な土地。奥さんのマリア・ロサさんが元大地主の令嬢であったことは聞いていたが、本人も、大富豪の息子であったことは初めて知った。なぜなら、いまにも壊れそうな五〇年代のアメ車で招待してもらった氏の自宅は、本当に手狭なウサギ小屋だったからだ。そのことを指摘すると「だから、息子や娘の恋人が来たときには、僕らは寝室を開放し、床で寝なければならないんです」と屈託なく笑った。

革命さえ起こらなければ、豪邸で何人もの使用人にかしずかれていたであろう二人が、ベッドもなく一庶民として身を寄せあって直に床で寝ている。その姿を想像すると、悲惨を通り越して滑稽だった。だが、そんなドン・キホーテたちによって支えられているのが、キューバ革命なのである。

話は飛ぶが、キューバは医療大国であると同時に、映画大国でもある。そして、高度医療は発達しているものの、全体としては濃密なコミュニティが活きている高度成長以前の日本の下町、映画『三丁目の夕日』の世界をイメージしていただければいい。経済危機で苦しむ中、『おしん』とともに『いのち』も放映されたが、これがなかなかの好評で、実現はしなかったものの、主演女優三田佳子さんをキューバに招く計画も立てられたという。

『いのち』とは二〇年も前に放映されたNHKの大河ドラマだ。三田佳子演じる主人公の高原未希は青森の豪農の娘だったが、医師を志し、元小作人の農民と結婚し、故郷の医療改善に尽力する。最終回は、すっかり老いさらばえ白髪となった未希が、しかし、まだこの世で果たす使命があると、ただ一人、伊豆七島の診療所へと赴いていくシーンで終わる。大地主の出身でありながら、カンペシーノ（農民）と結婚し、農村医療に心血を注ぎ、最晩年も無医村に医療援助にでかけていく。こんなストーリーの『いのち』に、キューバ人たちは感動し、「さすがは日本、これぞ革命精神」といたく共鳴したという。キューバ流に表現するならば、未希もまぎれもない「革命家」の一人であるに相違ない。本書は、ともすれば、日本では失われつつあるかもしれない、この『いのち』のメッセージを、そして、アルレニス医師のようにごく普通の女の子が未希のように生きることを可能ならしめている「制度」を、キューバという素材を用いることで描きたかったのである。そして、そんな本書の意図に強く共感してくれたのが、アルレニス医師の来日シンポジウムに参加された築地書館の土井二郎社長だった。氏には前著と同じく今回もお世話になることとなった。あわせて、現地取材の調整に労をとってくださったキューバ外務省国際報道センターや厚生省の方々、多忙の中、快く取材に応じていただいた医師や看護士、患者の皆さん。さらに、取材のたびにお世話になるベテランのコーディネーター、ブリサ・クバーナ社の瀬戸くみこ社長、安達貴子さんにもこの場を借りて厚くお礼を申し上げたい。

吉田　太郎

(1)David Strug, New Directions in Cuban Social Work Education: What Can We Learn? Social Work Today, 2002.
(2)Centro de Estudios sobre la Juventud, 2002.
(3)Cuban social workers: a revolutionary solution, The newsletter of Rock around the Blockade, 2002.
(4)Cuba's revolution in education, The newsletter of Rock around the Blockade, 2003.
(5)The Battle of Ideas and improving socialism, The newsletter of Rock around the Blockade, 2003.
(6)Fidel speaks: Cuba leads in education, October 3, 2003.
(7)Simon Watson, Cuban student tours UK, The magazine of CSC, 2003.
(8)Steve Eckardt, Revolution in Education：Dollars vs. 'Battle of Ideas', 2004.
(9)Jerry M. Spiegel and Annalee Yassi, Lessons from the margins of globalization: appreciating the Cuban health paradox, journal of public health policy vol. 25, No.1 ,2004.
(10)2005 Brigade to Cuba: Inspired by the Battle of Ideas, Fight Racism! Fight Imperialism! 2005.
(11)John Cherian, Progress of a revolution, India's National Magazine, the publishers of The Hindu, Volume 22 - Issue 02, 2005.
(12)Marce Cameron, Cuba's battle of ideas, International News, Green Left Weekly issue 667, 2006.
(13)Gloria La Riva, Cuba, Winning the Battle of Ideas, Socialism and Liberation Magazine, 2006.
(14)John Riddell, Cuba Seeks Revolutionary Renewal, Celebrating a ''“”»— 'wonderful, triumphant year', 2006.
(15)John Riddell and Phil Cournoyer, Economic Reforms Fuel, Cuba's Battle of Ideas, Cuba Seeks Revolutionary Renewal, Part Two, 2006.
(16)Economic growth at 12.5%, Granma International, January 8, 2007.

第四節　いまも生きるチェ・ゲバラ
Che Guevara, On Revolutionary Medicine, 1960.

Culture of Cuba, Cuba reminds many intellectuals of what they have ceased to be, Tiempo de Cuba, 2004.
(5) Pat Murphy on what we can learn from Cuba Interviews: Pat Murphy on what we can learn from Cuba, 2005.
(6) Sarah Wagner, Summit of Caribbean Nations Launch Petrocaribe in Venezuela, 2005.
(7) Hugo Chavez and Fidel Castro have signed an energy pact with Caribbean states leaders, 2005.
(8) Fidel Castro warns about energy crisis, Archived on 1 July 2005.
(9) Cuba: the accidental revolution, The Nature of Things, 2006.
(10) Diane Chiddister, Film shows many ways Cuba reacted to peak oil crisis, Yellow Springs News, 2006.
(11) Pat Murphy, What Can We Learn from Cuba? Local Solutions to the Energy Dilemma Conference, New York City, 2006.
(12) 新藤通弘『革命のベネズエラ紀行』(2006)、新日本出版社

第二節　一二〇歳まで生きる島

(1) 前掲第三章第一節(8)
(2) Gillian Woodward, Beyond the beach and sun: Psychotherapist reports from the new University of the Older Adult, 05 February 2003.
(3) Iris Armas Padrino, Cuba: Living Longer and Better, Embajada de Cuba en Turquia, 2005.
(4) Living to 120 years old in Cuba, Cuba Culture News and Information, February 10, 2005.
(5) Angela oramas Camero, The Secret of avion,125 Years old, Laughing 100 times a day, Granma International, 2005.

コラム3・キューバの憲法第九条

(1) Debra Evenson, The Right to Health Care and the Law, Volume VII, No 9, 2005.

第三節　格差社会解消への挑戦

(2)前掲第一節(2)
(3)前掲第一節(4)
(4)O'Hara, Latin American School of Medical Sciences, 2001.
(5)Nisa Islam Muhammad, The Compassion of Cuba's Health Care: More doctors equal better health, June 15, 2004.
(6)Fitzhugh Mullan, Cuba Trains Physicians for Wealthy United States, Affirmative Action, Cuban Style, New England Journal of Medicine, December 23, 2004.
(7)Saul Kanowitz, Cuba and the United States：Health care for people's needs or for profit? Magazine of the Party for Socialism and Liberation, 2005.
(8)MEDICC Review Staff, Profiles in Commitment: Conversations with ELAM Students, Volume VII, No 3-4, 2005.
(9) Michele Frank, & Gail A. Reed, Doctors for the World, Training Physicians for Global Health, Volume VII, No 8, 2005.
(10)Patricia Grogg, New Doctors Head Home to Aid Their Communities, Inter Press Service, 2005.
(11)Julie Feinsilver, Cuban Medical Diplomacy: When the Left Has Got It Right, October 30th, 2006.

コラム2　ニューヨークのハーレムでカストロの演説

(1)Fidel Castro's speech to U.S. movement, Harlem, New York, September 2000.

Ⅴ章　持続可能な医療と福祉社会の仕組みづくり

第一節　ピーク・オイルと省エネ宣言

(1)Pat Murphy Community, a solution for saving the environment and conserving resources with equity for all, 2004.
(2)Interview with the Cuban Minister of Culture, Cuban Libraries Solidarity Group,2004.
(3)Luis Bruschtein, An interview with Abel Prieto, Minister of Culture of Cuba, "There's no battle of ideas if we restrict information", 2004.
(4)Alejandro Massia, Julio Otero, An interview with Abel Prieto, Minister of

November 2005.
(4)Fernando Ravsberg, Cuba to create doctors' brigade, BBC, 20 September 2005.
(5)W. T. Whitney Jr., Cuban medics prepare to leave Pakistan, People's Weekly World Newspaper, April 1, 2006.
(6)Max Lane, A report on recent aid to Indonesia, Max Lane Indonesia Southeast Asia and International Affairs, 22 August, 2006.
(7)Helen Yaffe, Internationalism in practice: Cuban doctors in the mountains of Pakistan, April/May 2006.
(8)Tom Fawthrop, Cuba doctors popular in quake-stricken Java, 18 August 2006.
(9)Maricela Recasens, Cuba's Doctors Help in Indonesia, A seed planted on the other side of the world, 2006.

コラム1・チェルノブイリの子どもたち

(1)Alex Tehrani,Chernobyl children in Cuba - radiation victims are treated, Progressive, Nov, 1994.
(2)John Hillson, With pride, Cuba treats Chernobyl children, The Militant Vol. 59, no. 41, 1995.
(3)Tracey Eaton, Havana healing: Cuba opens arms to victims of Chernobyl, The Dallas Morning News, 2001.
(4)Gualveris Rosales Sánchez, The children of Chernobyl in my memory, Radio Cadena Agramonte, 2005.
(5)Conner Gorry, Cuba Marks 15 Years Treating Chernobyl Victims, MEDICC Review,Volume VII, No. 5, 2005.
(6)Cuba's help for Chernobyl children, International Campaign for Justice in Bhopal, 2006.
(7)Isabel Sanchez, In Cuba, Chernobyl kids get special care, and hope, News from the Caribbean, 2006.

第二節　ラテンアメリカ医科大学

(1)前掲第一節(1)

(7)Cuba: A Model for Alternative Medicine, Field investigation Report, 2004.
(8)Natural and Traditional Medicine Delegation, Natural and Traditional Medicine　Participant Report, La Habana & Holguín, Cuba, July 3-11, 2004.
(9)上野圭一『代替医療――オルタナティブ・メディスンの可能性』(2002)、角川oneテーマ21

第二節　キューバの医療情報革命

(1)David Wald and Juan Reardon,Connecting Cuba's Rural And Urban Hospitals To Each Other And Beyond, November 6, 1995.
(2)Lilliam Riera, INFOMED - A project with a vision toward the future, Granma international August 31, 1999.
(3)Dr. Guillermo J. Padrón, Scientific electronic publishing in Cuba: A challenge that turned into a win, ICSEP, Valparaíso, Chile, October, 2002.
(4) Ricardo A. Jorge, Juan A. Araújo Ruiz and Raúl, G. Torricella Morales, "Cuban Science and the Open Access Alternative". High Energy Physics Libraries Webzine, Issue 10, December 2004.
(5)Cristina Venegas, Will the Internet Spoil Fidel Castro's Cuba? MIT Communications Forum, 2004.
(6)前掲第二章(14)
(7)Ann C Séror, A Case Analysis of INFOMED: The Cuban National Health Care Telecommunications Network and Portal, 2006.

Ⅳ章　国境なき医師団

第一節　被災国で活躍するキューバの医師たち

(1)W. T. Whitney Jr., Cuba's revolutionary doctors, People's Weekly World Newspaper, 2005.
(2)John Cherian, Helping hand from Cuba, India's National Magazine, Volume 22 - Issue 26, 2005.
(3)Saul Kanowitz, Cuba and the United States：Health care for people's needs or for profit? Magazine of the Party for Socialism and Liberation,

第四節　恋愛大国キューバの対エイズ戦略

(1)John Ruhland, Good Medicine for Cuba, Washington Free Press, November/December,1997.

(2)前掲第二節(3)

(3)Cuba,s Strategy Against HIV/AIDS, HIV-AIDS in Cuba, MEDICC Review Volume III, 2001.

(4)前掲第一節(8)

(5)Molly Bentley, Cuba leads the way in HIV fight, 17 February, 2003.

(6)Sheri Fink, MD, PhD, Cuba's Energetic AIDS Doctor, American Journal of Public Health May 2003.

(7)Stephen Gibbs, Threat to Cuba's Aids success, 15 August, 2003.

(8)Stephen Gibbs, Cuba to help Caribbean fight Aids, BBCnews,16 July, 2004.

(9)Jorge Pérez, Daniel Pérez, Ida Gonzalez, Manuel Diaz Jidy, Mylai Orta, Carlos Aragonés, José Joanes, Manuel Santín, Maria Isela Lantero, Rigoberto Torres, Ailen González, Alejandro Álvarez, Approaches to the Management of HIV/AIDS in Cuba Case Study, World Health Organization 2004.

Ⅲ章　代替医療と電子情報ネットワーク

第一節　鍼灸、ハーブ、自然食、気功、ヨガ

(1)John Ruhland, Good Medicine for Cuba, Washington Free Press, November/December,1997.

(2)前掲第二章第二節(3)

(3)Ralph Alan Dale, Ernesto Bravo Matarazzo, and Blanca Cantera, East and West Meet in the Caribbean: Is Cuba Developing the World's Best Health Care Model, 1997.

(4)Barbara Jamison Alternative Health Care Flourishes in the Caribbean, Consumer Health Interactive, May 8, 2001.

(5)Pan American Health Organization, Country Report on Cuba, 2001.

(6)Harriet Beinfield, Acupuncture in Cuba, Clinical Acupuncture and Oriental Medicine Journal June 2001.

第二節　デング熱とキューバのバイテク戦略

(1)前掲第一節(1)

(2)Elderhorst, M. "Will Cuba's Biotechnology Capacity Survive the Socio-economic Crisis?," Biotechnology and Development Monitor, No. 20, 1994.

(3)Howard Waitzkin, Karen Wald, Romina Kee, Ross Danielson, Lisa Robinson, Primary Care in Cuba: Low- and High-technology Developments Pertinent to Family Medicine, Cuba Solidarity Homepage, 1997.

(4)Pugwash Meeting No. 259, Medical Research in Cuba: Strengthening International Cooperation, 15-17 February 2001.

(5)Philip Shapira, Cuban Biotechnology Development: Rethinking Traditional Frameworks, Cuba at the Vanguard of Biotechnology, December 10, 2001.

(6)Chen May Yee, Cutting-edge biotech in old-world Cuba, Special to The Christian Science Monitor, April 17, 2003.

(7)Susan Hurlich, The World's First Synthetic Vaccine for Children, 28 November 2003.

(8)Douglas StarrPage, The Cuban Biotech Revolution, Embargo or no, Castro's socialist paradise has quietly become a pharmaceutical powerhouse, WIRED magazine, Issue, December 2004.

(9)Michele Frank, Epidemics : The Cuban Approach, Mr. Interview Gustavo Kourí, MEDICC Review, Volume VII, No. 7, 2005.

(10)Patricia Grogg, Two Decades of Biotech Advances, 2006.

(11)Cuba Profile Biological Overview, Working for a Safer World, 2007.

第三節　世界の人々のためのワクチン

(1) Susan Hurlich, The World's First Synthetic Vaccine for Children, 28 November 2003.

(2)Claudia Herrera Hudson, Science Hero: HIB Vaccine Team, 2005.

November/December, 1997.
(5)Peter Schwab, Cuba contronting the US embargo, St Mertin,s Griffin, 1999. p.65
(6)Philip Shapira, Cuban Biotechnology Development: Rethinking Traditional Frameworks, Cuba at the Vanguard of Biotechnology, December 10, 2001.
(7)Cuba,s Strategy Against HIV/AIDS, HIV-AIDS in Cuba, MEDICC Review Volume III, 2001.
(8)Felipe Eduardo Sixto, An Evaluation of Four Decades of Cuban Healthcare, Cuba in Transition, ASCE 2002.
(9)Annmarie Christensen, Cuba's Jewel of Tropical Medicine, Perspectives in Health Magazine, August 19, 2003.
(10)Molly Bentley, Cuba leads the way in HIV fight, 17 February, 2003.
(11)Stephen Gibbs, Threat to Cuba's Aids success, 15 August, 2003.
(12)Sheri Fink, MD, PhD, Cuba's Energetic AIDS Doctor, American Journal of Public Health May 2003.
(13)Tom Fawthrop ,Cuba sells its medical expertise, BBCNews, 2003.
(14)Susan Hurlich, The World's First Synthetic Vaccine for Children, 28 November 2003.
(15)Stephen Gibbs, Cuba to help Caribbean fight Aids, BBCnews,16 July, 2004.
(16)Jorge Pérez, Daniel Pérez, Ida Gonzalez, Manuel Diaz Jidy,Mylai Orta, Carlos Aragonés, José Joanes, Manuel Santín, Maria Isela Lantero, Rigoberto Torres, Ailen González, Alejandro Álvarez, Approaches to the Management of HIV/AIDS in Cuba Case Study, World Health Organization 2004.
(17)Michele Frank, Epidemics:The Cuban Approach, Mr Interview Gustavo KourEí, MEDICC Review,Volume VII, No. 7, 2005.
(18)Claudia Herrera Hudson, Science Hero: HIB Vaccine Team, 2005.
(19)Patricia Grogg, Two Decades of Biotech Advances, 2006.
(20)Cuba Profile Biological Overview, Working for a Safer World, 2007.
(21)前掲第一章(14)

(8)Pugwash Meeting 259, Medical Research in Cuba: Strengthening International Cooperation,15-17 February 2001. (1)Felipe Eduardo Sixto, An Evaluation of Four Decades of Cuban Healthcare, Cuba in Transition: Volume 12, 2002.
(9)Jerry M. Spiegel and Annalee Yassi, Lessons from the margins of globalization: appreciating the Cuban health paradox, journal of public health policy vol. 25, 2004.
(10)Miguel A. Galindo, Spotlight, Cuba's National Immunization Program, MEDICC Review,Volume 6, 2004.
(11)Francisco Rojas Ochoa, Cuban Medical Literature, Origins of Primary Health Care in Cuba, 20 Years of Family Medicine in Cuba, MEDICC Review Volume VI, No 2, 2004.
(12)Clarivel Presno Labrador and Felix Sanso Soberat, 20 Years of Family Medicine in Cuba, MEDICC Review Volume VI, No 2, 2004.
(13)Jeanne Parr Lemkau, Castro's Clinic: Making Housecalls in Havana, Courtesy of WorldView Magazine and the National Peace Corps Association, May, 2004.
(14)Ann C. Séror, The Cuban National Healthcare System, A Qualitative Case Analysis of Virtual Infrastructures, J Med Internet Res. 2006.

Ⅱ章　外貨の稼ぎ手～高度医療と医薬品

第一節　キューバのハイテク医療

(1)Face to Face with Fidel Castro, Ocean press, 1993, p.123
(2)Elderhorst, M., "Will Cuba's Biotechnology Capacity Survive the Socio-economic Crisis?," Biotechnology and Development Monitor, No. 20, 1994.
(3)Howard Waitzkin, Karen Wald, Romina Kee, Ross Danielson, Lisa Robinson, Primary Care in Cuba: Low- and High-technology Developments Pertinent to Family Medicine, Cuba Solidarity Homepage、1997.
(4)John Ruhland, Good Medicine for Cuba, Washington Free Press,

参考文献

プロローグ〜キューバへの誘い

(1)古沢広祐、広井良典、佐久間智子他『サスティナブル・ウェルフェア・ソサエティ』(2004)、環境・持続社会研究センター

(2)広井良典『持続可能な福祉社会』(2006)、ちくま新書

(3)崎谷博征『患者見殺し医療改革のペテン』(2004)、光文社

(4)Nguyen Tang Le Huy Quoc-Benjamin, Statistical learning tools: simple circles explain complex numbers UN Chronicle, 2004.

(5)Jose de la Osa ,Providing medical aid in 85 countries, Granma International, June 20, 2001.

Ⅰ章　群を抜くキューバの地域予防医療

(1)松野喜六「遥かなる国 素顔のキューバ」(1999) 文理閣p.134〜136

(2)後藤政子訳「カストロ革命を語る」(1995) 同文館p.187

(3)Gail Reed, Challenges for Cuba's Family Doctor-and-Nurse Program, Cuba's Approach to Primary Care, MEDICC Review Volume II, No. 3, 2000.

(4)Stephanie Bernal, Women's Healthcare in Cuba: Observation of Medical Facilities in Cerro, Havana, 2000.

(5)Jose Diaz Novas, Jose A. Fernandez Sacasas, From Municipal Polyclinics to Family Doctor-and-Nurse Teams, Cuba's Approach to Primary Care, MEDICC Review Volume II, No. 3, 2000.

(6)Interviews, Clarivel Presno, MD President, Cuban Society of Family Medicine, Cuba's Approach to Primary Care, MEDICC Review Volume II, No. 3, 2000.

(7)Gail A. Reed, Cuba's 30-Year Track Record in Community-Based Health Care, Cuba's Approach to Primary Care, MEDICC Review,Volume II, No. 3, 2000.

コミュニティ宗教財団（IFCO=Inter-religious Foundation for Community Organizing）
奇跡の手術（Operación Milagro）
バリオ・ア・デントロ（Barrio A dentro）
ベネズエラ医師連盟（Federación médica de Venezuela）
ボリビア医科大学（Colegio Médico de Bolivia）

V章

ペトロ・スル（Petrosur）
ペトロ・カリベ（Petrocaribe）
老人サークル（circulos de abuelos）
キューバ退職者協会（Asociacion de Pedagogos de Cuba）
退職者・年金生活者運動（Movimiento de Jubilados y Pensionados）
高齢者大学（Catedra Universitaria del Adulto Mayor）
思想の戦い（Batalla de Ideas）
コンピュータ教育（Programa extensivo del aprendizaje de la computación）
芸術校（Escuelas de Instructores de Arte）
全人民のための大学プログラム（Programa de universidad para todos）
ソーシャル・ワーカー（Trabajadores Sociales）
ハバナ医科大学（Escuela de medicina de Girón Ciudad de La Habana）

Ⅲ章

全国伝統・自然医療の開発普及計画（PNDMTN= Programa Nacional para el Desarrollo y la Generalización de la Medicina Tradicional y Natural）

伝統的な緑の薬品（medicina tradicional y verde）

自然伝統医療（MTN=Medicina Tradicional y Natural）

全国医療科学情報センター（CNICM =Centro Nacional de Información de Ciencias Médicas de la República de Cuba）

医療情報センター（CPICM=Centro Provincial de Información de Ciencias Médicas）

全国医療図書館（BMN=Biblioteca Médica Nacional）

全国情報システム（SNICM=Sistema Nacional de Información de Ciencias módicas）

公共医療情報センター（CEDISAP=Centro de Desarrollo Informático para la Salud Pública）

基礎ワーク・グループ（grupos basicos de trabajo）

評価（dispensarización）

全国健康傾向分析事務所 (Unidad Nacional de Análisis y Tendencias en Salud)

公共医療情報センター（CEDISAP=Centro de Dessarrollo Informático de Salud Públical）

全国科学技術局（Dirección Nacional de Ciencia y Técnica）

ヘルスケア監視（Vigilancia en Salud）

遠隔電子医療サービス（Servicio de Telemedicina）

全国小児外科ネットワーク（Red Nacional de Cardiocentros Infantiles）

バーチャル大学（Universidad Virtual）

Ⅳ章

カリブ諸国連合（Asociación de estados del Caribe）

災害リスク軽減ネットワーク（Red nacional para la Prevención y redacción de los efectos de los desastres）

ヘンリー・リーブ・国際救助隊（Brigada médica Henry Reeve）

ラテンアメリカ医科大学（ELAM=Escuela Latinoamericana de Medicina）

イスラム聖職者医療人権サービス（Nation of Islam Minister of Health and Human Services）

用語集

Ⅰ章

全国医療システム（SNS=Sistema Nacional de Salud de Cuba）

厚生省（MINSAP=Ministerio de Salud Pública）

ファミリー・ドクター（Médico de Familia）

地区医院・コンスルトリオ（consultorios）

地区診療所・ポリクリニック（policlinico）

タルヘタス（tarjetas）

農村社会医療サービス（RSMS=Servicio medico Rural）

Ⅱ章

ＰＰＧ=ポリコサノル（policosanol）

アテロミクソル（Ateromixol）

遺伝子工学・バイテクセンター（CIGB=Centro de Ingenieria Genetica y Biotecnologia）

スミス・クライン・ビーチャムPLC（Smith-Kline Beecham PLC）

グラクソ・スミス・クラインPLC（Glaxo Smith-Kline PLC）

カミロ・シエンフエゴス病院（Centro Internacional de Retinosis Prgmentaria Camilo Cienfuegos）

エルマノス・アルメイヘイラス（Hermanos Almeijeiras）病院

全国科学研究センター（CNIC= Centro Nacional de Investigaciones Científicas）

バイオロジカル・フロント（Frente Biologico）

バイオ研究センター（CIB= Centro de Investigaciones Biologicos）

科学の柱（Polo Cientifico）

科学アカデミー（Academia de Ciencias de Cuba）

エベル・ビオテク（Heber Biotec）

合成抗原研究所（LAGS=Laboratorio de Antígenos Sintéticos）

ペドロ・クリ研究所（IPK=Instituto de Medicina Tropical"Pedro Kourí"）

エイズ防止戦略（Estrategia para la prevención de SIDA）

国際神経回復センター（Centro Internacional de Restauración Neurológica）

著者紹介

吉田太郎（よしだ　たろう）

一九六一年東京生まれ。筑波大学自然学類卒。同学大学院地球科学研究科中退。東京都を経て、現在、長野県農業大学校勤務。

著訳書には、『二〇〇万都市が有機野菜で自給できるわけ——都市農業大国キューバ・リポート』『一〇〇〇万人が反グローバリズムで自給・自立できるわけ——スローライフ大国キューバ・リポート』『百姓仕事で世界は変わる』（以上築地書館）『有機農業が国を変えた』（コモンズ）などがある。

世界がキューバ医療を手本にするわけ

二〇〇七年九月三日初版発行
二〇〇七年九月十五日二刷発行

著者――吉田太郎
発行者――土井二郎
発行所――築地書館株式会社
東京都中央区築地七-四-四-二〇一　〒一〇四-〇〇四五
電話〇三-三五四二-三七三一　FAX〇三-三五四一-五七九九
振替〇〇一一〇-五-一九〇五七
ホームページ=http://www.tsukiji-shokan.co.jp/
組版――ジャヌア3
印刷・製本――株式会社シナノ
装丁――小島トシノブ

ISBN 978-4-8067-1351-7 C0036

くわしい内容はホームページで。URL=http://www.tsukiji-shokan.co.jp/

環境問題の本

SUVが世界を轢きつぶす

世界一危険なクルマが売れるわけ

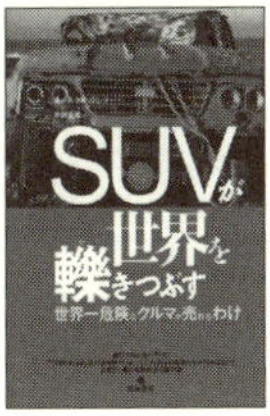

キース・ブラッドシャー［著］　片岡夏実［訳］　三二〇〇円

SUVは大きくて重心が高い、多目的スポーツ車のこと。

一〇年にわたる取材で描く、米自動車産業界・政治・行政のダイナミズムと、その裏側。SUVをテーマにアメリカ産業の冷酷さ、欺瞞、強欲を抉り出す。

バイオマス産業社会

「生物資源（バイオマス）」利用の基礎知識

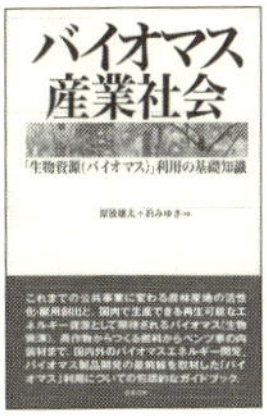

原後雄太＋泊みゆき［著］　◉3刷　二八〇〇円

国内で生産できるエネルギー資源として期待されるバイオマス（＝生物資源）。農作物からつくる燃料からベンツ車の内装材まで、国内外のバイオマス製品開発を取材した「バイオマス」利用のガイドブック。

爆破

モンキーレンチギャング

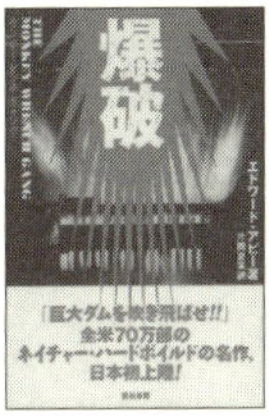

エドワード・アビー［著］　片岡夏実［訳］　二四〇〇円

全米で70万部のネイチャー・ハードボイルド小説の名作。

「西部のヘンリー・デイヴィッド・ソロー」と讃えられる著者の人気作。自然保護活動家を数多く生み出し、アメリカの環境革命を準備した作品。

自然エネルギー市場

新しいエネルギー社会のすがた

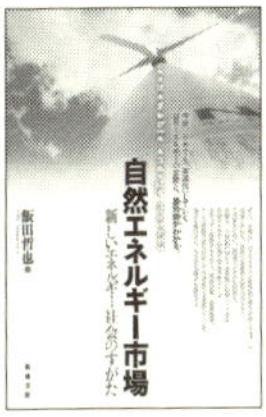

飯田哲也［編］　二八〇〇円

風力、太陽光、バイオマスなどの再生可能な自然エネルギーが世界の産業界を変えつつある！　世界的に出現しつつある自然エネルギー市場を多様な視点から捉える一五人の専門家・研究者の書き下ろし。

●健康・医療問題の本

ぼくが肉を食べないわけ　新版

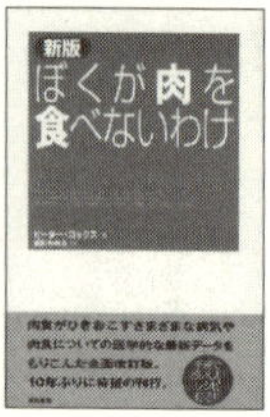

ピーター・コックス［著］　◉3刷　二二〇〇円

工業的に生産される農産物に対する全ヨーロッパでの反発を背景に、各紙誌で絶讃されたイギリスのベストセラー。

肉食が引き起こす病気や、肉食についての最新データを盛り込んで、肉食の弊害について解説する。

心の治癒力をうまく引きだす

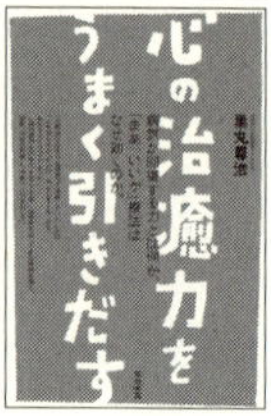

黒丸尊治［著］　◉3刷　一八〇〇円

病気が回復する力とは何か。治癒力を活性化させるコツとは？　「まあ、いいか」療法など、心の治癒力を活性化することで多くの患者を治してきた医師が描く、診断、治療の実情と、治癒力の引き出し方。

タオの気功
健康法から仙人への修練まで

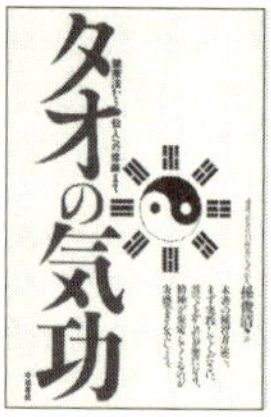

孫俊清［著］　◉6刷　一八〇〇円

道教武当龍門派の第19代伝人が、気功の基礎理論から実践までをイラストをまじえてやさしく解説。「気」の存在と流れを、理論と実践で体感する気功入門書。

メディシン・クエスト
新薬発見のあくなき探究

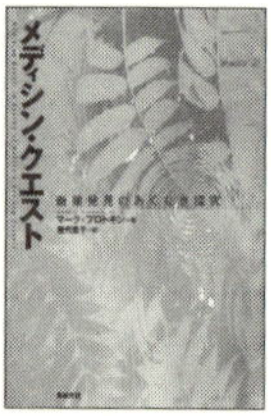

マーク・プロトキン［著］　屋代通子［訳］　二四〇〇円

自然は三五億年以上もの間に、途方もない化合物を生み出してきた。新薬発見の探求の旅と、古代エジプトから現代アマゾンのシャーマンまでの伝統的な動植物の利用。新薬の歴史を著名な民族植物学者が鮮やかに描き出す。